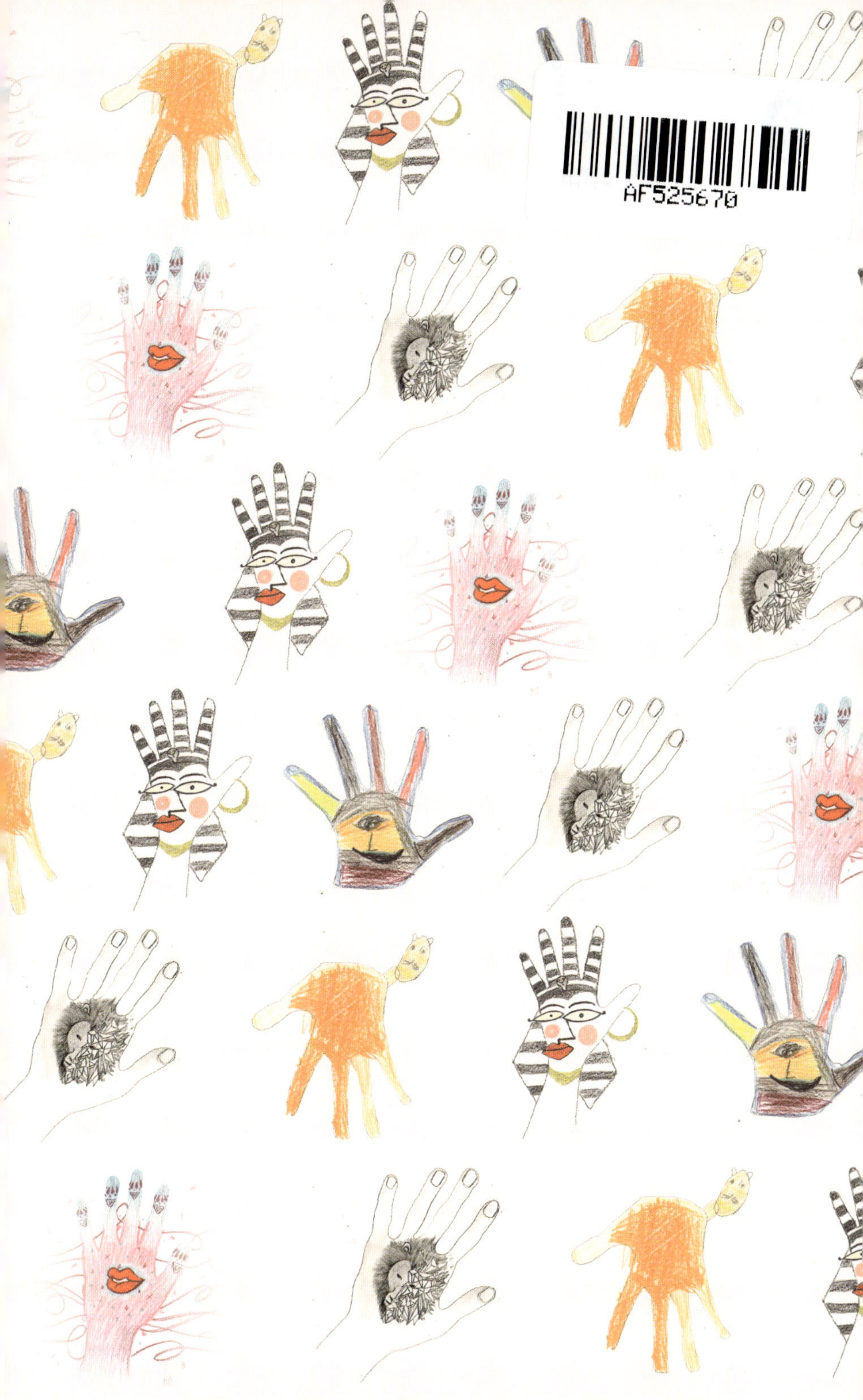

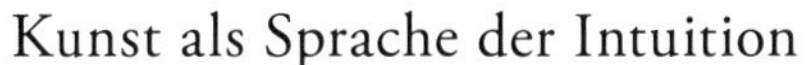

Kunst als Sprache der Intuition

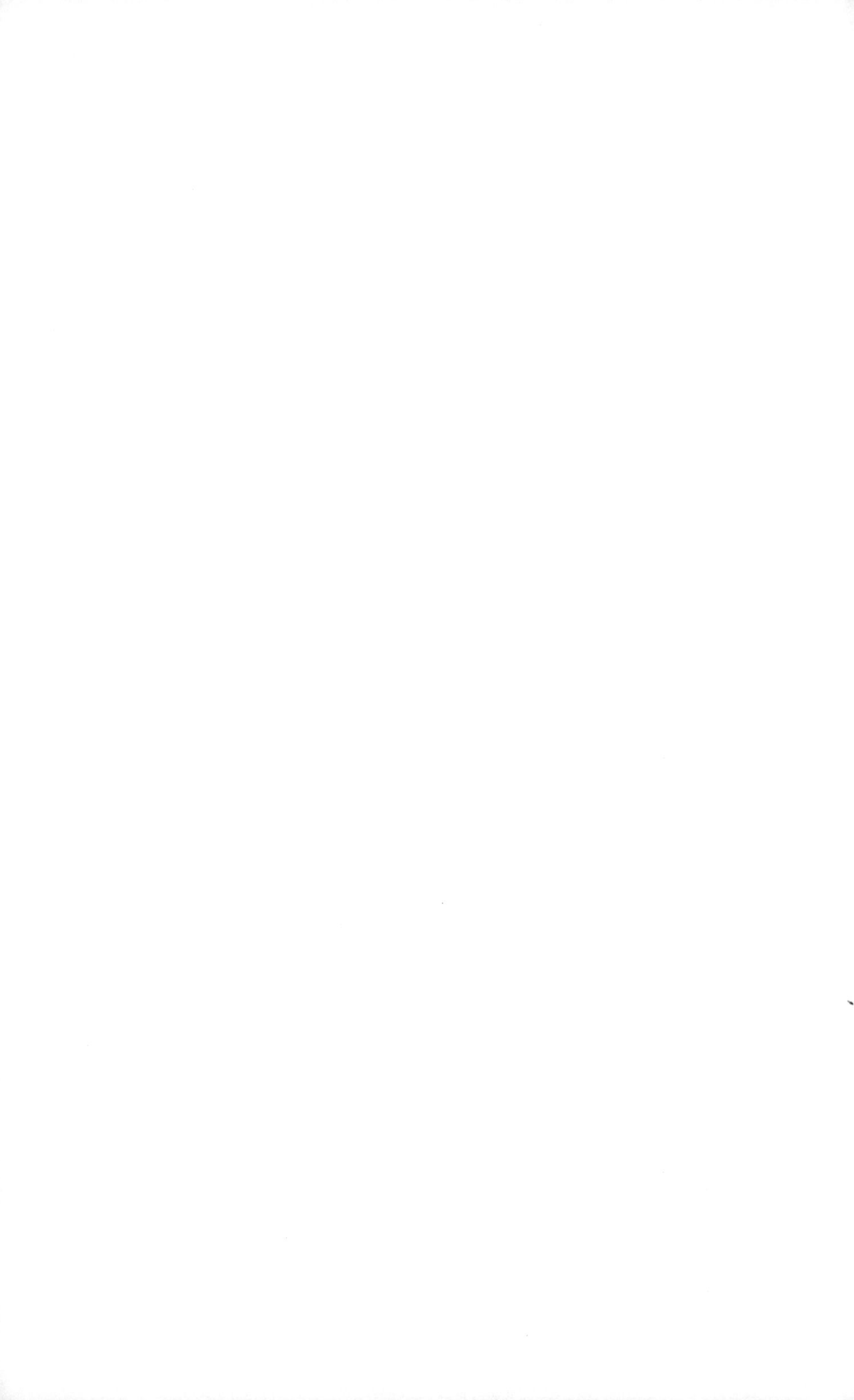

Ulrike Hinrichs

Kunst als Sprache der Intuition

Der holografische Ansatz in der Kunsttherapie und kunstanalogen Transformationsprozessen

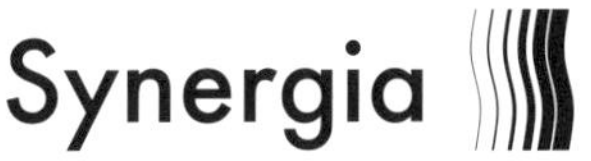

1. Auflage, 2019
Veröffentlicht im Synergia Verlag, Basel, Zürich, Roßdorf
eine Marke der Sentovision GmbH, www.synergia-verlag.ch

Umschlaggestaltung, Gestaltung und Satz: FontFront.com, Roßdorf
Printed in EU
ISBN-13: 978-3-906873-82-4

Bibliografische Information der Deutschen Bibliothek
Die Deutsche Bibliothek verzeichnet diese Publikation in der deutschen Nationalbibliographie; detaillierte bibliografische Daten sind im Internet unter http://dnb.ddb.de abrufbar.

Inhaltsverzeichnis

Synergie ist, was die Welt im Innersten zusammenhält[1]

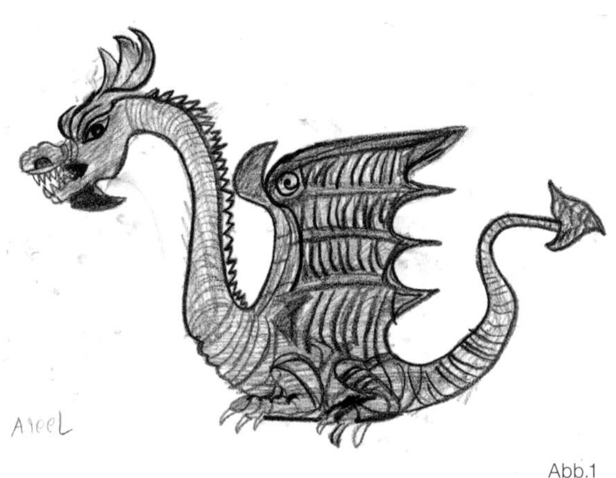

Abb.1

1 Hans Hein, Bild: Kunstprojekt Krafttiere www.krafttier.reisen

1. Vorwort

„Menschsein ist ein Verb, ein Handeln: diese zutiefst kreative Kraft, die sich anpasst, überlebt, sich entfaltet und neue imaginative Formen erschafft."

Jeremy D. Johnson [2]

Wer kennt das nicht … ein ungutes Bauchgefühl, eine plötzliche Erinnerung an ein Lied aus der Kindheit, ein überraschendes inneres Bild? Genau um diese intuitiven Eingebungen geht es in diesem Buch. Basierend auf unserer materialistisch geprägten Weltsicht wurde diesem „intuitivem Wissen" lange wenig Bedeutung beigemessen, eine Laune der Natur, ein unbedeutendes Nebenprodukt der menschlichen Psyche. Entscheidungen sollen „rational" getroffen werden. Das sich entwickelnde Narrativ unserer Zeit beschreibt die Welt als lebenden holografischen Organismus. Die holografische Weltsicht fordert zu einem bedeutenden Perspektivwechsel auf, der auch Auswirkungen auf Kunst- und Psychotherapie, Coaching und Beratung hat. Das holografische Weltbild überschreitet die Grenzen der dreidimensionalen Realität, der Materie, in den virtuellen universellen Raum. Jedes System, auch der Mensch, ist danach ein Holon. Daraus folgt eine vielstufige, geschichtete oder geschachtelte Hierarchie von Sub-Ganzheiten, jedes Teil dieser Hierarchie ist auch ein selbständiges Ganzes. Die Psyche ist demzufolge nicht nur ein individualisierter Teil des Menschen, sondern gleichzeitig Teil eines gesamten Bewusstseinsfeldes, ein dezentraler Geist in einem dezentralen globalen Organismus, wie Johnson es beschreibt.[3]

Wissen und Erfahrungen sind in universellen Feldern gespeichert, mit denen der Mensch mittels seiner Intuition in Resonanz steht. Psychische Beeinträchtigungen und seelischen Nöte wechselwirken ebenso mit diesen Feldern wie kollektive Verletzungen und Traumata. Im Fokus der holografischen Wahrnehmung zum Lesen und Verändern intelligenter Felder steht die Intuition. Spielen, Imaginieren, Fantasieren, Träumen,

2 Johnson (2017, S. 61)
3 Johnson (2017, S. 61)

Musizieren, absichtsloses künstlerisches Schaffen, all das ist für Kinder ganz selbstverständlich. Im Laufe des Heranwachsens wird uns diese großartige Eigenschaft abtrainiert. Dabei ist gerade dieses Spielerische für die Belebung der Intuition unerlässlich.[4]
Mit diesem Buch möchte ich einen Beitrag leisten, um sich in der immer komplexer werdenden Welt zurechtzufinden. Probleme und Herausforderungen sind heute mit vergangenheitsgeleitetem Denken kaum noch zu bewältigen. Die fühlende intuitive Seite blüht im Chaos dagegen erst richtig auf. Theoretisches Futter für den Verstand und praktische Tools für die Intuition stehen auf der Agenda dieses Buches, damit Sie mühelos durch intelligente Felder surfen und sich mit dem für Sie nützlichen Feld verbinden können.

Ulrike Hinrichs
Hamburg 2019

4 Darauf weist auch der renommierte Hirnforscher Gerald Hüther immer wieder hin, der mit Quarch sogar ein appellierendes Buch zu diesem Thema geschrieben hat: Rettet das Spiel. Weil Leben mehr als funktionieren ist. Hüther, Gerald; Quarch, Christoph (2016)

Viele neurowissenschaftliche Erkenntnisse belegen, wie sehr viel schneller unsere automatische Soforterfassung unserer Welt ist. Denken und Rationalität sind eher Bummelbahnen die auf den Schienen schon angebahnter Intuitionen fahren. Die Automatik der körperintelligenten Intuition ist gigantisch. Bewusstheit darüber zu erlangen ist erweiterte Intuition und deren Umsetzung in Ausdruck und Gestaltung, ist Kunst.

Ulrike Hinrichs hat sich auf Ihrem Lebensweg zur künstlerischen Tätigkeit und zur Kunst früh entdeckt, verloren und begeistert wiedergefunden. Ihre Neugierde erstreckt sich auf viele Facetten, Ansätze und Zugänge zum Übersetzen und Ausdrücken von intuitiver Erfassung der „Welt". Sie exploriert viele Wege der Entwicklung ihrer intuitiven Fähigkeiten. In gemeinsamen Projekten (Globalbrain, Synergie kreativ) hat sie sich von ihrer intuitiven Begabung, die sich auch auf Fernwahrnehmung bezieht, überraschen lassen.

Künstlerische Tätigkeiten sind Intuitionstraining und kopfloses Sein im Jetzt. Angenommen es gibt so etwas wie eine Bewusstseinsentwicklung der Menschheit, dann deutet diese in Richtung einer erweiterten Wahrnehmungsfähigkeit, die sich in die virtuellen Welten, dem Nicht-Fassbaren, zuwendet. Intuition und ihr Ausdruck in Kunst ist dabei so etwas wie der WLAN-Zugang in diese Bereiche. Kunst und Intuition ermöglichen sensible Ahnungen für das Kommende. Kunst ist primär eine Übersetzung intuitiver Wahrnehmung. Kunst als Produktion von Werken, fußend auf erlernten Techniken, verliert häufig die Authentizität. Diese ist die eigentliche Wirkung von ursprünglicher Kunst. Reproduktion ist schal. Genau das spürt auch der Betrachter dank seiner eigenen intuitiven Wahrnehmung. Kunst ist die Fähigkeit das Meer des nicht bewussten Wissens zu übersetzen und über einfühlendes Betrachten Zugänge zu Wissen zu schaffen und damit den Bereich des Nichtwissens zu verkleinern. Kunst ist das Abenteuer der Entdeckung des unbekannten Terrains. Wenn wir Kunst als die Fähigkeit betrachten den umfangreichen Prozess der Wahrnehmung der nicht bewussten Feldern, also die virtuellen Welten, über Intuition in Formen vertrauter Sinneswahrnehmungen zu übersetzen und auszudrücken, haben wir einen ganz spannenden Ansatz.

Intuition ist sowas von alltäglich und selbstverständlich, dass es uns wenig bewusst ist. Deswegen ist die bewusst wahrgenommene Intuition als erweiterte Intuition zu verstehen. Sie eröffnet ein gigantisches Meer von Möglichkeiten. Kunst kann diese Fülle der Eindrücke fokussieren, kanalisieren, lesen und übersetzen. Die Metapher und die Idee, dass unser Körper in ein Lesegerät für virtuelle, nicht sichtbare Felder ist, kann Kunst deutlicher in alltägliches Sein bringen. Selbst wenn Kunst konstruiert wird, ist ihre Quelle immer die Intuition. Jeder Mensch ist Künstler. Jeder hat die Fähigkeit kollektive Felder wahrzunehmen, Stimmungen aufzugreifen und umzusetzen. Kunst führt das Individuum aus der Entfremdung zur Kohärenz, Authentizität und Kongruenz. Jeder ist Kunst und ein Sensor für innere und äußere Informationsfelder (MEME). Im künstlerisch Geschaffenen ist der Künstler als spezieller Filter und Übersetzer immer enthalten und wahrnehmbar.

Ein wesentliches Element des künstlerischen Schaffens ist die Fähigkeit zur absichtslosen Gestaltung der künstlerischen Prozesse, die sich selbst überraschend keine Pläne und Konstrukte benutzt. Die „Arbeit", manchmal auch Qual des Künstlers ist es, diese Wahrnehmungen aus der Gesamtheit des Inputs in Erscheinungsformen zu gebären und über die fünf Sinne zu gestalten und übersetzen. Technik ist nützlich doch rein technische Produktion und Werke haben keinen Biss, weil die Einladung zur Verschränkung des Betrachters mit dem Feld des Künstlers und der „Aura des Werkes" nicht geschieht.

Die Grundlage der Intuition ist das permanente Scannen und die Verschränkung mit der Nicht-Sichtbaren Welt, die über unsere Körperintelligenz wahrnehmbar wird.

Dr. Hans Hein
Hannover 2019

www.forumsynergie.de

2. Einleitung

„Wenn es eine erste Grundregel für die Wissenschaft gibt, so besteht diese meiner Meinung nach darin, dass man die gesamte Wirklichkeit, allem was existiert, allem was geschieht einen Platz einräumen sollte, um es zu beschreiben. Vor allem anderen muss die Wissenschaft alles einbeziehen und allumfassend sein. Sie muss selbst das in ihren Zuständigkeitsbereich aufnehmen, was sie nicht zu verstehen und zu erklären vermag, das, wofür keine Theorie existiert, was man nicht messen, voraussagen, kontrollieren oder einordnen kann. Sie muss selbst das Widersprüchliche und Unlogische, das Mysteriöse, Wage, Zweideutige, Archaische, das Unbewusste und all das andere und all die anderen Aspekte unseres Lebens akzeptieren, die schwer mitzuteilen sind. In ihrer besten Ausprägung ist sie für alle aufgeschlossen und für alles und schließt nichts aus. Sie hat keine Zulassungsbedingungen.“[5]

Abraham Maslow

Mit diesen inspirierenden Worten von Maslow möchte ich einleitend den Leser motivieren, sich auf eine neue Weltsicht einzulassen, die mit wissenschaftlichen Standards eines im Weiten immer noch materialistisch-mechanistisch geprägten Weltbildes vielleicht nicht in Einklang zu bringen ist, da es einen Perspektivwechsel hin zu einem holografischen Weltbild verlangt. Dieses Experiment besteht aus einem theoretischen Teil, mit dem die Idee des holografischen Ansatzes und die Verbindung zur Kunsttherapie bzw. zu kunstanalogen Veränderungsprozessen dargestellt werden. Im praktischen Teil werden Ideen und Beispiele für eine holografische Kunsttherapie erläutert, die auch in anderen Kontexten, wie Coaching, Beratung und Psychotherapie genutzt werden können. Der Kunsttherapie kommt im holografischen Ansatz eine besondere Bedeutung zu, da ihr der künstlerische Selbstausdruck immanent ist. Dieses Buch ist auch meine individuelle „Forschungsreise“ und ist damit zwangsläufig von meinen Motivation, Ideen und Herangehensweisen und dem

5 Maslow (1977, S. 100)

übergeordneten Menschenbild geprägt. Werden solche Hintergründe transparent gemacht, tragen sie zur Objektivität bei, konstatiert die Kunsttherapeutin Schneider zutreffend.[6]

Ich selbst habe diesen Wandel von einem materialistisch geprägten Weltbild hin zu einer holografischen Sichtweise durchlebt; diese Entwicklung setzt sich bis heute fort. Zunächst bin ich in eine Zeit hineingeboren, die zwangsläufig eine materialistische Perspektive in mir festigte. Der Maßstab allen Wissens kommt aus der Wissenschaft, so die erlernte Maxime. Was wissenschaftlich beweisbar ist, ist wahr; was mit Instrumenten nicht zu messen ist, das gibt es nicht. Die großen Fragen der Menschheit sind mit dem Verstand zu analysieren und zu erklären. Diese Glaubenssätze sind tief in mir verankert, noch heute will ich alles verstehen. Das betrifft auch das geänderte Weltbild, das ich mit diesem Buch auch aus wissenschaftlicher Perspektive „auseinandernehme".

Durch meine ursprüngliche universitäre Ausbildung zur Volljuristin bin ich zunächst radikal im rational-analytischen Denken trainiert worden. In der anwaltlichen Praxis wurde mir dann aber eindringlich vor Augen geführt, dass dieser kognitive Denkansatz für Menschen in konflikthaften Situationen nur schwer zugänglich ist und für den Einzelnen keine befriedigenden Lösungen herbeiführt. Neben einem kunsttherapeutischen Studium haben eine systemische Ausbildung zur Mediatorin und weitere Ausbildungen als systemischer Coach und NLP[7] Master, Trauma-Berater, Schreibtherapeut und zahlreiche Weiterbildungen im psycho-sozialen Bereich und eine eigene psychoanalytisch orientierte Therapie mein Weltbild hin zu einer mehr intuitiv geleiteten Erkenntnisgewinnung kontinuierlich verändert bzw. erweitert. Einher mit dieser Veränderung ging eine Wiederbelebung meiner künstlerischen Ambitionen, die in meiner Jugend stark ausgeprägt waren, dann aber lange Jahre ungelebt blieben.

Impuls gebend waren bei meiner Entwicklung vor allem auch die Begegnung mit Dr. Hans Hein und die damit verbundenen ersten Berührungen mit dem Synergiemodell. Auf dieses Modell wird im Theorie- und

6 Schneider (2009)

7 NLP=Neuro-Linguistisches-Programmieren nach von Richard Bandler und John Grinder

Praxisteil Bezug genommen. In jüngster Zeit habe ich mich zudem ausführlich mit der Annährung von Wissenschaft und spirituellen Ansätzen beschäftigt. Neben der Kunsttherapie werden demzufolge auch ganz unterschiedliche Wissenschaftsdisziplinen einbezogen, die auf die holografische Weltsicht erläuternd Bezug nehmen. Der geschilderte eigene Perspektivwechsel hin zu einem holografischen Weltbild interessiert und motiviert mich insbesondere im Hinblick auf die Arbeit in der intermedialen Kunsttherapie. Denn die Idee der holografischen Wahrnehmung, auf die wir noch eingehen werden, harmonisiert besonders mit der synästhetischen Bildsprache und intuitiven Erkenntnisgewinnung bei künstlerischen Prozessen. Das hier zugrunde gelegte Menschenbild ist holografisch und mehrdimensional im Sinne von naturwissenschaftlich, psychologisch und spirituell. Auch das findet noch eine ausführliche Erörterung. In diesem Buch werden ganz unterschiedliche Wissenschaftsdisziplinen einbezogen, die auf die holografische Weltsicht erläuternd Bezug nehmen. So soll zunächst das zugrunde liegende holografische Weltbild erläutert werden. Anschließend werden die damit verbundenen Grundannahmen einer holografischen Psychotherapie und im Besonderen einer holografischen Kunsttherapie eingeführt. Die theoretische Auseinandersetzung besteht aus einer breit gefächerten Literaturrecherche und Auswertung im Kontext verschiedener Wissenschaftsdisziplinen.
Nach einer theoretischen Erläuterung des holografischen Ansatzes und der Verbindung von holografischer Kunsttherapie, folgt ein praktisch orientierter Teil der ausgewählte holografische Tools liefert, die teils neu interpretiert sind. Diese Anwendungsbeispiele sind neben der Kunsttherapie geeignet für kunstanaloges Coaching, Beratung, Therapie, Supervision und auch für den inneren Heiler.

3. Hypothesen und Grundannahmen

„Die Wissenschaft ist unsere neue Religion, und ihr heiliges Wasser ist Desinfektionsmittel.“

George Bernard Shaw (1856-1950)

Wissenschaftliches Arbeiten beruht auf bestimmten Grundannahmen und Glaubenssätzen, die ebenso von Narrativen geprägt werden, wie jede andere Form menschlicher Kommunikation und Begegnung.[8] Alle Beschreibungen der Welt sind vom Zeitgeist abhängig und von Perspektiven, die uns vertraut erscheinen.[9] Assmann prägte den Begriff des „kulturellen Gedächtnisses“[10], der unsere tief verwurzelte und tradierte Weltordnung beschreibt. Dieses kulturelle Feld bezieht sich ebenso auf das Menschenbild wie auf die Weltsicht der Akteure.[11] Auch die Psychotherapie bewegt sich in einem mechanistischen Weltbild und beruft sich auf wissenschaftliche Grundannahmen, die von einer bestimmten Krankheitsinterpretation geprägt sind.[12] Nach den Richtlinien für Psychotherapie setzt Therapie etwa voraus, „dass das Krankheitsgeschehen als ein ursächlich bestimmter Prozess verstanden wird, der mit wissenschaftlich begründeten Methoden untersucht und in einem Theoriesystem mit einer Krankheitslehre definitorisch erfasst ist“.[13] Auch psychische Störungen werden danach in Krankheitsbilder kategorisiert.

Aus den jeweiligen wissenschaftlichen Grundannahmen entwickeln sich Modelle. Jede Zeit hat ihre Modelle sowie daraus abgeleitete Glaubenssätze und Methoden. Sie kommen, wachsen, verändern sich, werden erneuert und verworfen.[14] Die heutige Wissenschaft und auch die

8 Siehe auch Amarque (2015, S. 20)
9 Ebenso Amarque (2015, S. 35)
10 Assmann (2005, S. 30). Dazu auch Amarque (2015)
11 Beck (2016), Hundt (2007)
12 Trappmann (2018)
13 § 3 Psychotherapie-Richtlinie
14 DiSalvo (2016)

Psychotherapie entspringen in unserem Kulturkreis überwiegend einem seit der Aufklärung vorherrschendem materialistisch-mechanistisch geprägten Weltbild und unterliegen damit auch dessen Begrenzungen.[15] „Der Dogmatismus, der in der westlichen Welt lange von der christlichen Religion ausgegangen ist, wurde überwunden, aber durch einen subtilen Dogmatismus ersetzt, der sich aus einer falsch verstandenen Wissenschaftlichkeit ableitet. Darin tut man so, als wenn es bewiesen wäre, dass es zum Beispiel nur materielles Sein gibt und alles andere irrelevant ist. Ich finde diesen Dogmatismus genauso gefährlich, weil er nicht erkannt und reflektierte wird", so der Gesundheitswissenschaftler Walach. Nach diesem materialistisch-mechanistischen Weltbild sind alle Vorgänge und Phänomene des Lebendigen auf Materie und deren Gesetzmäßigkeiten und Verhältnisse zurückzuführen.[16] Die Funktion des Lebendigen ist danach metaphorisch betrachtet wie die Funktion einer Maschine zu verstehen.[17] Das analytische Denken, gestützt von quantitativ verifizierbaren Daten und Fakten, bildet die Grundlage wissenschaftlichen Forschens. Der Mensch ist ein von seiner Umwelt klar abgrenzbares Individuum. Denken, Fühlen, Verhaltensweisen und Handlungen werden gehirngesteuert vom Körper (Materie) aktiviert. Das Gehirn ist der Motor des Bewusstseins und speichert Wissen und Erfahrungen ab. Auch das Unbewusste befindet sich im Inneren des Menschen. Das Bewusstsein endet nach dem Tod.
Diese materialistisch-mechanistische Sichtweise breitete sich seit der Aufklärung und insbesondere in der Zeit der Industrialisierung in alle Lebensbereiche, in Wissenschaft ebenso wie in Gesellschaft und Kultur, aus.[18] Das magische ganzheitliche Denken wich dem rational zerstückelndem. Auch der „ästhetische Akt sei der höchste Akt der Vernunft", so Hegel 1797, das Kunstwerk sei unter vernünftigen Gesichtspunkten zu analysieren und zu werten.[19] Die Kunst dürfe nicht die Herrschaft

15 Zum Begriff Merker (2015,S. 87), dazu auch Kohls 2017, Michel u.a. (2016)
16 So etwa Carter (2014)
17 Siehe dazu Michel u.a. (2016)
18 Siehe zum Beispiel Menzen zur Entwicklungsgeschichte der Kunsttherapie (2017, S. 33)
19 Menzen (2017, S. 36)

der Vernunft gefährden, ermahnte Kant.[20] Mit der sich in den 1960er Jahren prägenden Konzeptkunst, die den geistig-intellektuellen Prozess in den Vordergrund der Kunst rückte, erfasste die materialistisch-mechanistische Weltsicht auch die akademische Kunstszene. Eine emotional geleitete selbstkonfrontative künstlerische Auseinandersetzung wurde verpönt. Der Konzeptkünstler fokussiert auf eine mental intellektuelle Auseinandersetzung mit dem Kunstwerk und negiert Intuition und Emotion in der Kunst.[21] Die Folge sei, so der Künstler und Mitbegründer des Forums der Remodernisten[22] Unger, eine emotionale Blutleere in der Kunst auf die der Betrachter verstört reagiere, weil er keinen emotionalen Zugang zu den Werken mehr finde.[23]

Was wäre aber, wie Amarque die Frage aufwirft, „wenn Psyche an sich keine klar abgrenzbare Einheit ist, sondern uns, in ihrem tiefsten Urgrund, alle miteinander verbindet? Wenn es nicht viele ‚Bewusstseine' oder ‚Geister' gibt, sondern in ‚Wirklichkeit' nur das eine Bewusstsein und den einen Geist".[24]
In vielen verschiedenen Wissenschaftsfachgebieten ebenso wie in Gesellschaftsbereichen zeigen sich Ansätze solcher paradigmatischen Änderungen der Weltanschauung.[25] Zahlreiche international bekannte Wissenschaftler haben ein Manifest für eine post-materialistische Wissenschaft verfasst, die neue Parameter für die Wissenschaft verlangt, wie etwa der Feststellung, dass der Geist einen eigenständigen Aspekt unserer Realität repräsentiert, der mit der physischen Welt vernetzt ist und diese beeinflussen kann.[26] Die Prämisse, das Materie und Nichtmaterie

20 Menzen (2017, S. 56)

21 Siehe dazu Unger (2014)

22 www.remodernisten.de „Der Remodernismus schließt eher ein als aus. Er heißt Künstler willkommen, die sich selbst erkennen und finden wollen mithilfe künstlerischer Prozesse, welche danach streben zu verbinden und einzuschließen, anstatt sich zu entfremden und auszuschließen."

23 Unger (2014, S. 28 ff)

24 Amaque(2015, S. 37)

25 Hönl (2015), Beck (2016), Picard (2014), Laszlo (2007), Sheldrake (2015), Bohm u.a. (1986)

26 Schwartz, Beauregard, Miller (2016)

voneinander zu trennen sind, ist angesichts der quantenphysikalischen Erkenntnisse bereits jetzt wissenschaftlich überholt, worauf noch einzugehen sein wird.[27] Die Idee, dass ein Lebewesen lediglich eine kompliziert aufgebaute Form von Materie ist, die sich mit physikalischen oder chemischen Gesetzmäßigkeiten wie eine Maschine beschreiben lässt, ist unbrauchbar, so auch der renommierte Hirnforscher Hüther.[28] Der Körper sei vielmehr als eine geistige Manifestation in physischer Form zu verstehen, beschreibt es Michel.[29] Auch in der Soziologie wird der Gedanke etwa von Rosa aufgenommen, der den materialistisch geprägten Ressourcen- und Verfügungsreichtum als überholt ansieht und stattdessen Resonanzphänomene zwischen Menschen und der Welt als eine gelingende Weltbeziehung beschreibt.[30]

Auch das Werte- und Entwicklungsmodell Spiral Dynamics von Beck und Cowan zeigt diesen Wandel hin zu einer holografischen Weltsicht für die heutige Zeit an.[31] Das Modell beschreibt acht Entwicklungsebenen (Meme) von Systemen. Die Spirale der Entwicklung ist nach oben offen, so dass sich weitere Meme bilden werden.[32] Unter Systemen ist danach ebenso die gesamte Menschheit zu verstehen wie Gesellschaften, Organisationen und Individuen. Die derzeitige gesellschaftliche Entwicklung im Informationszeitalter ist, so Beck und Cowan, gekennzeichnet von Komplexität, Hyperflexibilität, permanenter Erreichbarkeit und einem Überfluss an Information.[33] Zudem besteht ein hohes Maß an Unsicherheit, bedingt durch permanenten Wandel, Globalisierung, Wissensmanagement und Gefahren wie Terrorismus und Klimawandel. Das Entwicklungsmodel Spiral Dynamics ist auch Grundlage des integralen Modells von Wilber.[34] Der Philosoph Wilber überschreitet

27 vonLudwiger (2010), Laszlo (2007), Mann u.a. (2017)

28 Hüther (2005, S. 33, 2011), siehe auch Laszlo (2007); Hüther, Quarch, (2016)

29 Michel u.a. (2016, S. 45)

30 Rosa (2016), auch Lindemann (2014)

31 Beck&Cowan (1996)

32 Bei Küstenmacher & Haberer (2015, S. 222 ff.) ebenso bei Wilber (2001a, S. 145) wird bereits ein neuntes Mem angedeutet

33 Beck&Cowan (1996). Dawlabani (2014), Rosman (2014), Robertson (2016), Scharmer (2014)

34 Wilber (2001b), (2015)

mit seiner „Theorie von allem" die Grenzen der herkömmlichen Wissenschaften und verbindet konkurrierende Denkschulen und Wissenschaftsdisziplinen sowie auch spirituelle Ansätze zu einem allumfassenden Modell, um den neuen Herausforderungen der heutigen Zeit erklärend entgegenzutreten.[35]

„Die zunehmende Komplexität führt zu einer Fülle an Eindrücken und Erlebnissen, Optionen und Wünschen, Werten und Ansprüchen, die in ihrer Widersprüchlichkeit eine ‚multiphrene Situation' herstellen. Durch die virtuellen Welten, die die alltägliche Lebenswelt um ein weiteres Spektrum erweitern, wird die Komplexität noch mehr erhöht. Das Zeitempfinden, von Bezügen zu Vergangenheit, Gegenwart und Zukunft bestimmt, scheint durch eine kontinuierliche ‚Innovationsverdichtung' auf eine flüchtige Gegenwart zu schrumpfen", markiert es eindrucksvoll die Kunsttherapeutin Schneider.[36] „Die Weltposition, der Platz in der Ordnung der Welt, den ein Mensch einnimmt oder einnehmen kann, ist nicht mehr vorgegeben, sondern wird in einem dynamischen und oft kontingenten Konkurrenzgeschehen erst ermittelt", so Rosa.[37] Demzufolge müssen für heutige Lebensbedingungen und Probleme andere neue Lösungen gefunden werden, als in der Vergangenheit.[38] Lösungen sind insbesondere aufgrund der Komplexität der Probleme mit dem rationalen Denken nicht mehr zu generieren. Die Soziobiologin und Psychologin Costa konstatiert, dass Gesellschaften bei zunehmender Komplexität eine kognitive Schwelle erreichen, die sie untergehen lassen, soweit sie diese Schwelle nicht überwinden können.[39] Die Autorin erläutert, in welche fünf typischen Fallen (Supermeme) Gesellschaften und Individuen bei dem Versuch der Lösung von komplexen Problemen hereingeraten können. Traditionelle Problemlösungsmethoden unter Einsatz vergangenheitsgeleiteter, analytischer Wiederholungsmuster helfen laut Costa nicht mehr weiter. Mit zunehmender Komplexität verbergen sich Lösungen hinter „spontanen Erkenntnissen", die mittels Intuition

35 Wilber (2001b), (2015), siehe auch Patten (2015) 36 Schneider (2009, S. 71)
37 Rosa (2016, S. 520 f.)
38 So auch Jahn (2013, S. 9 ff); Braden (2014)
39 Costa (2012, S. 200)

erlangt werden.[40] Costa bemerkt, dass bei hoher Komplexität und Größenordnung der Probleme die biologischen Fähigkeiten des Gehirns an ihre Grenzen stoßen.[41] „Während traditionelle Problemlösungsmethoden unter Einsatz der rechten und linken Gehirnhälfte von der Komplexität gelähmt werden, blüht die (spontane) Erkenntnis im Chaos auf – wie ein hypereffizienter Editor, der in der Lage ist, in Sekundenschnelle lösungsrelevante Fakten von unwichtigen zu trennen."[42]
Die Gefahren von Komplexität und zunehmender Unberechenbarkeit der Welt sowie Ansätze für entsprechende Lösungen durch Akzeptanz von Unsicherheit beschreibt auch Taleb. Das, was wir nicht wissen, ist viel bedeutungsvoller als das, was wir wissen, so Taleb.[43] „Aufmerksamkeit ist die Antwort der Evolution auf Informationsüberlastung; sie ist eine Konsequenz der Tatsache, dass kein Gehirn sämtliche Informationen verarbeiten kann", beschreibt es der Hirnforscher Koch.[44]
Diese Entwicklung hat auch Einfluss auf den Umgang mit psychischen Konflikten. Sie wird die Bedeutung der Intuition noch mehr in den Vordergrund heben. Die Intuition ermöglicht insbesondere in komplexen Situationen Lösungen durch spontane Erkenntnisse zu erlangen. Die Kunsttherapie ihrerseits fördert intuitive Erkenntnisse, wie gezeigt werden soll, weshalb sie die holografische Weltsicht perfekt ausfüllen kann. Die Erkenntnisquelle für intuitiv erfahrbares Wissen liegt nach holografischer Sicht in universellen Feldern, mit denen alles und jeder vernetzt ist.[45] Diese Felder können durch Resonanz erfasst und in der dreidimensionalen Wirklichkeit abgebildet werden, worauf im Folgenden erläuternd Bezug genommen wird.

40 Costa (2012, S. 200), dazu auch Rossmann (2016, S. 38 ff)
41 Costa (2012, S. 200)
42 Costa (2012, S. 242)
43 Taleb (2013)
44 Koch (2013, S. 96)
45 Michel u.a. (2016), Warnke (2017)

3.1. Die Welt als holografischer Organismus

„Das Wunderbare an der Wissenschaft ist nicht, was wir Menschen durch sie herausfinden, sondern dass wir mit ihrer Hilfe erkennen, was wir nicht wissen."

Stephen W. Porges [46]

Der Begriff „holografisch" leitet sich aus dem griechischen Wort holos ab. Holos bedeutet „ganz".[47] Eine holografische Sicht geht davon aus, dass jedes einzelne Teil ein Bestandteil des größeren Ganzen ist und gleichzeitig das Ganze zeigt. Demnach ist auch der Mensch ein „vollkommener Mikrokosmos, der den Makrokosmos in sich widerspiegelt."[48] Alles ist miteinander verbunden und wirkt wechselseitig aufeinander. Auch die Psyche ist nicht nur ein Produkt des Gehirns, sondern Teil eines größeren Bewusstseins[49], das man auch Gott nennen kann, „eine unergründliche übersinnliche Weisheit"[50] oder aus quantenphysikalischer Perspektive „universellen Hyperraum".[51] Die Psyche schöpft aus der Verbindung mit dem „vereinheitlichten Feld, komplementär zur rationalen Logik tritt eine ganzheitlich-intuitive Erkenntnis".[52]
Das holografische Weltbild überschreitet die Grenzen der dreidimensionalen Realität in den virtuellen universellen Raum. Das Ganze bezieht sich vom mikroskopisch kleinesten Teil bis ins gesamte Universum. Damit ist auch der Mensch zugleich ein Bestandteil und ein Spiegel des gesamten Kosmos.[53] Das ganze Universum ist ein Hologramm, so auch der Astrophysiker Hogan.[54]

46 Porges (2018, S. 73)
47 Duden online, 20.7.2015
48 Dahlke (2010, S. 259)
49 Amaque(2015, S.37), Galiska (2016, S. 49)
50 Walnner (2016, S. 100)
51 Schwartz, Beauregard, Miller (2016); siehe dazu auch Mann (2017), Frido und Christine
52 Brehmer (2017, S. 99)
53 So auch Küstenmacher & Haberer (2015, S. 212)
54 Hogan (1999), kritisch Laszlo (2007)

Wenn man quantenphysikalische Erkenntnisse ernst nimmt, dann bleibt statt Materie nur Information als grundlegende Entität.[55] Planck konstatierte in seiner Rede zum Nobelpreis (1918):
„Es gibt keine Materie an sich, alle Materie entsteht und besteht nur durch eine Kraft, welche die Atomteilchen in Schwingung bringt und sie zu dem winzigen Sonnensystem des Atoms zusammenhält. Da es im ganzen Weltall weder eine intelligente noch ewige abstrakte Kraft gibt – es ist der Menschheit nie gelungen, das heiß ersehnte Perpetuum mobile[56] zu finden – so müssen wir hinter dieser Kraft bewussten, intelligenten Geist annehmen."[57]
Wenn es aber keine Materie gibt und alles energetisch miteinander verbunden ist, so ist es – wenn man sich den radikalen Perspektivwechsel erlaubt – naheliegend, dass auch Bewusstsein und Wissen nicht im Gehirn gespeichert sind.[58] Wir speichern Erfahrungen nicht im Gehirn, „sondern lesen sie ein in ein umfassendes Akasha-„In-formationsfeld", aus dem wir sie auch wieder auslesen können", meint etwa Laslo.[59] Der Grund dafür, dass unser fühlendes, wahrnehmendes und denkendes Ich in unserem naturwissenschaftlichen Weltbild nirgends auftritt, so der Physiker Schrödinger, könne in fünf Worten beschrieben werden: Es ist selbst dieses Weltbild. Es ist mit dem ganzen identisch und kann deshalb nicht als Teil darin enthalten sein.[60] Es überrascht daher nicht, dass auch die klassische Medizin trotz der Zerlegung des Gehirns in seine Einzelteile bis heute keine plausible Erklärung für die vermeintlich gehirnimmanente Produktion von Bewusstsein gefunden hat. Zusammenfassend lässt sich festhalten, dass die holografische Weltsicht die materialistisch-mechanistischen Annahmen zugunsten einer organischen Betrachtungsweise alles Lebenden im gesamten Universum transzendiert und sich von einer transrationalen Form des Wissens leiten lässt. Wissensquellen jenseits des Verstandes liegen in intelligenten universellen Feldern, mit

55 dazu auch Mann u.a. (2017)
56 Das aus sich selbst Bewegte
57 Planck [13.07.2015]
58 Laszlo (2007)
59 Laszlo (2007, S. 189)
60 Schrödinger (2012, S. 113)

denen der Mensch in Verbindung steht, was ich im nächsten Abschnitt näher erläutern möchte. „Wenn alles miteinander verbunden ist, wirkt auch jeder auf alles ein und wird selbst wiederum von allem beeinflusst.[61] Die „seelische Dimension“ von Krankheit müsse daher in den Blickwinkel geraten, stellt Michel fest, dabei ginge es um eine mehrdimensionale Perspektive.[62]

3.1.1. Intelligente Informationsfelder

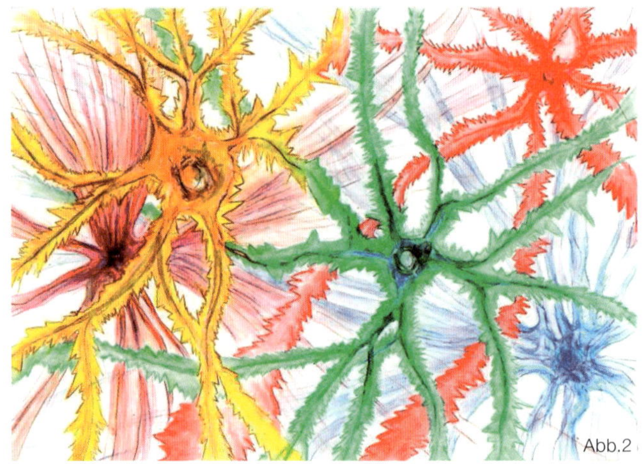

Bild: Ulrike Hinrichs

Wissen ist nicht im Gehirn, sondern das Hirn im Wissen.

Hans Hein[63]

61 Michel u.a. (2016, S. 74)
62 Michel u.a. (2016, S. 74)
63 Hein (2002 a)

Mit der Annahme einer holografischen Sichtweise einher geht die Idee, dass die Verarbeitung und Speicherung von Erfahrungen nicht im Gehirn des Menschen erfolgt, sondern in intelligenten Informationsfeldern. Hein beschreibt es anschaulich mit dem Satz „Wissen ist nicht im Gehirn, sondern das Hirn im Wissen." Das, was in der dreidimensionalen Realität sichtbar und erlebbar wird, sei eine Manifestation nicht-sichtbarer, intelligenter Felder, die als virtuelle Informationssysteme dienen, so Hein.[64] Die wechselwirkenden Felder zeigen sich etwa in der Umgebung, in der jemand lebt, in typischen Verhaltensweisen der Person, in Vorlieben oder auch in künstlerischen Werken, um nur einige Beispiele zu nennen. Der Geist steuert die Materie, indem die Struktur des Feldes in unserer Wirklichkeit gespiegelt wird und sich dort etwa als Verhalten oder Gefühl, aber auch als psychische Störung, Trauma oder eben als etwas zeigt, was das Leben des Menschen und das seiner Umwelt kennzeichnet. Die nicht-sichtbaren Felder dirigieren mithin alle Verhaltensweisen des Menschen. Sie sind ein beherrschendes Muster, das uns leitet. Hein stellt fest, dass ein Mem auf den Geist wirkt, wie ein Gen auf den Körper.[65] Zwischen materieller Welt und Memen besteht eine Wechselwirkung, nicht nur die Meme wirken auf das Individuum, sondern auch vice versa. Sich wiederholende Muster wie etwa Gewohnheiten und Alltagsroutine, Gedanken und Verhaltensweisen aber auch psychische Beeinträchtigungen bilden neue neuronale automatische Muster (NAM).[66] Auch der Biologe Sheldrake beschreibt die Feldwirkung in der Natur wie eine Art „kumulatives Gedächtnis", das wie „einschleifende Gewohnheiten" wirkt und sich verstärkt.[67] Hingegen verändern neu entstehende Gestaltungsmuster und Verhaltensweisen das Feld. Auch bewusst herbeigeführte Wandlungsprozesse wirken auf die Felder ein und verändern diese, was in der Therapie nutzbar gemacht werden kann.

64 Hein (2000a); siehe auch dazu Feldtheorie III. 1 a), auch Dispenza (2017)
65 Hein (2000a); so auch Blackmore (2000).Brodis (2004), S. 55 ff.
66 Hein (2000a)
67 Sheldrake (2002, S. 127)

„Jeder Einzelne bildet ein kleines geistiges Feld, das auf andere wirkt und damit die ganze Welt beeinflusst“, ergänzt Michel.[68] Der Physiker und Biologe Warnke beschreibt die universellen Wirkmechanismen eines “Geist-Bewusstseinsfeldes“ noch konkreter:

„Es existieren insgesamt drei Phasen der Schöpfung:

- Hintergrundfeld (syn. Null-Punkt-Feld, Psi-Feld, ‚Meer aller Möglichkeiten‘) Superpositions-Rauschen als Quelle von Allem;
- Universelles intelligentes Informations-Feld (Universelles Bewusstsein) mit kosmischer Selbstregulation (Evolution);
- Individuelles intelligentes Informations-Feld (Wesen-Bewusstsein).“ [69]

Diese (noch) nicht messbaren Wissenskraftfelder sind dynamisch und sich entwickelnd.[70] Im Folgenden werden zum nähren Verständnis der holografischen Idee einige Vertreter feldtheoretischer Ansätze aus verschiedenen Wissenschaftsbereichen zitiert, ohne eine vollständige Abhandlung geben zu können.
Bereits C.G. Jung deutete mit der Annahme eines kollektiven Unbewussten sowie der archetypischen Menschheitsbilder[71] aus heutiger Sicht die Idee von wissenden Feldern an.[72] C.G. Jung konstatierte, dass es zusätzlich zu unserem unmittelbaren Bewusstsein ein zweites psychisches System einer kollektiven, universellen und unpersönlichen Natur gäbe. Das kollektive Unbewusste sei eine Zusammenfassung aller Erfahrungen unserer Vorfahren, zu denen wir von Geburt an Zugang haben. Das kollektive Unbewusste beeinflusse alle Aspekte unseres Lebens.[73] Assmann nennt es das „kulturelle Gedächtnis“.[74]

68 Michel u.a. (2016, S. 94)
69 Warnke (2917, S. 22 f)
70 Siehe dazu auch Michel u.a. (2016, S. 13)
71 Jung (2001)
72 Dazu auch Sheldrake (2010, S. 56)
73 Jaffe (1987)
74 Assmann (2005)

Der deutsche Astrophysiker von Ludwiger stellt klar, dass das Gehirn weder das Bewusstsein vorbringe, noch sich das Bewusstsein auf die somatische Struktur des Hirns setze.[75] Bewusstsein und damit auch Wissen liegen außerhalb des Gehirns, wie auch der Biologe Krall[76] erkennt. Der Physiker und Heisenberg-Schüler Heim definiert in seiner einheitlichen zwölfdimensionalen Quantenfeldtheorie Bewusstsein sogar als eine Dimension des Universums.[77] Er beschreibt einen universellen Hyperraum, mit dem der Mensch über seine DNS verbunden ist. Im Hyperraum sei das Langzeitgedächtnis abgespeichert. Auch das Gehirn sei mit dem universalen Umfeld verbunden. Dabei gelten im Hyperraum andere Ordnungskriterien als in der langsamer schwingenden vierdimensionalen (Einstein'schen) Raumzeit. Heim beschreibt die Verbindung zwischen Mensch und intelligenten Feldern auf der Grundlage des neuronalen Nervensystems. Ebenso Weichmann[78] geht in Annäherung an die Theorie des Physikers Bohm davon aus, dass es eine höherdimensionale Realität gibt, die unserer Wirklichkeit zugrunde liegt. Und nicht zuletzt Böckle stellt Bewusstsein als eine Existenz einer immateriellen Sphäre dar.[79] Laszlo stellt fest, dass „der menschliche Geist kein isoliertes Etwas ist".[80] Das von ihm beschriebene universelle Informationsfeld, das er „A-Feld" nennt, nimmt „seinen Platz unter den fundamentalen Feldern des Universums, neben dem G-Feld (Gravitation) und den vereinigten elektromagnetischen und nuklearen Feldern und den Quantenfeldern" ein.[81] In-Formation ist nach Laszlo eine „feine, quasi augenblickliche, nicht flüchtige und energielose Verbindung zwischen Dingen an verschiedenen Orten im Raum zu verschiedenen Zeitpunkten." [82] Warnke nennt es eine „übergeordnete Hyper-Intelligenz", die alles Leben durchdringt.[83]

75 von Ludwiger (2013, S. 153 f.)
76 Krall (2017)
77 von Ludwiger(2010), Wilber (2007), so auch Laszlo (2007); so auch Schwartz, Beauregard, Miller (2016) in ihrem Manifest für eine post-materialistische Wissenschaft
78 Weichmann (2015)
79 Böckle, 2014, S. 25 ff.
80 Laszlo (2007, S. 116)
81 Laszlo (2007, S. 73)
82 Laszlo (2007, S. 57)
83 Warnke (2017, S. 19)

Der Biologe Sheldrake[84] beschreibt die Existenz von so genannten morphogenetischen Feldern, die wie eine Art Gedächtnis der Natur zu verstehen sind. Der Begriff des morphogenetischen Feldes geht auf den Botaniker Reinke[85] zurück, der eine formgebende Kraft in der Natur konstatiert. Goethe, der heute im Alltagswissen mehr wegen seiner Künste als seiner naturwissenschaftlichen Forschungen bekannt ist, berief sich auch auf ein kontinuierlich tätiges, unsichtbares Bildungsprinzip im Lebendigen,[86] das an die Annahmen des hundert Jahre später lebenden Sheldrake erinnert. Ziemke knüpft heute wieder an Goethes Idee der Metamorphose an.[87]
Nach dem Zellbiologen Lipton[88] kontrollieren nicht unsere Gene unsere Körper, sondern unsere Wahrnehmung kontrolliert unsere Biologie. Lipton stellt die herkömmliche Annahme auf den Kopf, dass unsere DNS unser physisches Dasein bestimme. Vielmehr werde sowohl unser individuelles Leben als auch unser kollektives Dasein durch die Verbindung von innen und außen, zwischen Geist und Materie gesteuert. Davon geht auch der Mediziner Dossey aus, der die heilende Wirkung von Gebeten als nicht lokale medizinische Ereignisse erforscht hat.[89] Die Idee eines universellen Heilungsfeldes findet auch in der Medizin Gehör.[90] Die Theologen Küstenmacher und Haberer[91] beschreiben „oben wie unten, im Mikro- wie im Makrobereich gigantische Einheiten, die sich darum bemühen, eine kollektive Intelligenz zu erzeugen“. Diese wissenschaftlichen Ansätze nähern sich damit auch uralten spirituellen Ideen an, die in allen Religionen wiederzufinden sind. Der Physiker Dürr beschreibt es so: „Was wir Diesseits nennen, ist im Grunde die Schlacke, die Materie, also das, was greifbar ist. Das Jenseits ist alles Übrige, die umfassende Wirklichkeit, das viel Größere.“[92] Der Historiker Bähr weist darauf hin,

84 Sheldrake (2002); auch Krall (2015, S. 18)
85 Reinke (1922, S. 82, 89)
86 Merker (2015a, S. 52 ff.; 2015b, S. 18)
87 Ziemke (2016)
88 Lipton (2009)
89 Dossey (2013); zur spirituellen Medizin: Heller (2016), Church (2013)
90 Michel u.a. (2016)
91 Küstenmacher & Haberer (2015, S. 199)
92 Dürr (2008)

dass erst seit dem Zeitalter der Aufklärung und der damit verbundenen Hinwendung zur Vernunft Emotionen dem Individuum zugeschrieben wurden.[93] In der davor liegenden Menschheitsgeschichte hatten Gefühle ihren Ursprung in Gott. Der handelnde Mensch verstand sich nicht als abgeschlossenes Individuum, sondern als Ausgrabungsort von Ereignissen im göttlichen Kosmos. Die alten vedischen Lehren gingen davon aus, dass das Universum ein schwingendes Feld ist.[94] Dieses Energiefeld nannten sie Akasha. Auch der Begriff des „höchsten Versandes" steht synonym dazu. Das mythologische Bild aus dem Mahayana Buddhismus – Indras Netz – ist eine weitere Metapher zur Beschreibung einer noch viel älteren vedischen Lehre, die ebenfalls verdeutlicht wie die Struktur des Universums in einem Netz verflochten ist. Dieses Energiefeld, das aus spiritueller Sicht Gott genannt wird, ist die gemeinsame Wurzel aller Religionen. Die Entwicklung geht einher mit einem Erstarken von Spiritualität in den westlichen Gesellschaften. Auch zahlreiche Kunsttherapeuten weisen auf das Potential der Spiritualität, wie etwa exemplarisch Baer und Schuster oder auch Decker-Voigt in Bezug auf die Musiktherapie.[95] Auch die Idee von kollektiven Bewusstseinsfeldern verbreitet sich. Es gibt bereits virtuelle Verbindungen von einer Vielzahl von Menschen, die ortsunabhängig sowie Länder und Kontinente übergreifend gemeinsam zur Heilung von kollektiven Traumata[96] wie etwa der deutschen nationalsozialistischen Vergangenheit[97], der Fukushima[98] Katastrophe oder jüngst im Februar 2016 für den Frieden in Syrien[99] meditieren. Das von der Universität Princeton initiierte Global Consciousness Project (Globale Bewusstseinsprojekt) geht in einem mit weltweit ca. hundert Forschern und Ingenieuren langfristig angelegten Experiment wissenschaftlich der Frage der Existenz eines globalen Bewusstseins nach.[100] Nur am Rande erwähnt werden dürfen in diesem Zusammenhang auch

93 Bähr (2013)
94 Siehe etwa Tworuschka (2008); Laszlo (2007)
95 Baer (2014), Schuster ((2008), Decker Voigt 2016)
96 Global Mediation via facebook für Globale Heilung mit knapp 80.000 Followern
97 Siehe etwa Thomas Hübel, 24.4.2010, Healing Event
98 Global Meditation für Fukushima mit über 32.000 Followern
99 Global Meditation für Syrien, Initiator James Twyman
100 TattvaViveka (2016), aktuelle Meldungen

die Erkenntnisse des Försters Peter Wohlleben. Er weist darauf hin, dass bezüglich der Kommunikation und Vernetzung von Bäumen und Pflanzen in der Wissenschaft mittlerweile von einem „World-Wide-Wood" gesprochen wird.
Pilze im Boden agieren, so Wohlleben, wie „die Glasfaserleitungen des Internets".[101] Bei unterschiedlichen Nahrungsbedingungen synchronisieren und unterstützen sich die Bäume.[102] Auch hier zeigt sich eine neue Sicht auf die Natur, eine Dimension der Vernetzung von Leben auf diesem Planeten. Alles Leben ist mit einem unterschiedlichen Grad an Bewusstsein vernetzt. Die Annahme universeller Wissensfelder, mit denen das Lebendige in Interaktion steht, birgt eine völlig neue Herangehensweise auch für die Betrachtung und Heilung psychischer Störungen in der Therapie, worauf noch einzugehen sein wird.

3.1.2. Die Intuition: Das Wissen aus dem NICHTS

Aus der Vergangenheit kann jeder lernen.
Heute kommt es darauf an, aus der Zukunft zu lernen.

Herman Kahn

Eine wesentliche Rolle kommt der Intuition als präkognitive Wahrnehmungsquelle für Feldinformationen zu, so dass zu fragen wäre, wie sich mittels intuitiver Erkenntnisse diese Informationen in der dreidimensionalen Wirklichkeit abbilden lassen. Das diskursive, analytische Denken hat sich durch die materialistisch-mechanistisch geprägte Wissenschaft bis heute durchgesetzt, das intuitive Wahrnehmen wurde in den Bereich der Subjektivität, wenn nicht gar Mystik, verbannt.[103] Aus der materialistisch-mechanistischen Perspektive ist es konsequent, sich vollständig auf die Ratio zu verlassen. Denn Wissenschaft darf sich danach nur nennen,

101 Wohlleben (2015, S. 17, 18)
102 Wohlleben (2015, S. 22)
103 Kozyrev, S. 32, Ziegler, S. 100 ff.; auch: Hanh (2013)

was analytisch, anhand von Zahlen und Fakten, also vermeintlich objektiven Maßstäben verifizierbar ist. Für etwas Subjektives bleibt aus dieser Perspektive kein Raum, im Gegenteil, subjektives Empfinden ist danach unwissenschaftlich. Einen revolutionären Wandel brachte die sich um 1900 entwickelnde und von Planck und Einstein inspirierte Quantenphysik. Die mechanistisch-materialistische Wissenschaft, insbesondere die klassische Physik, musste sich dadurch die Grenzen der Objektivität aufzeigen lassen. Für die makroskopischen physikalischen Vorgänge in Natur und Technik kann die klassische Physik anhand messbarer Größen die Welt determiniert erklären. Diese Grundannahmen treffen aber weder auf den mikroskopisch noch den astronomischen Bereich zu. Teilweise grundlegende Theorien der klassischen Physik, die bei makroskopischer Beobachtung uneingeschränkt gültig erscheinen, sind nach der Quantenphysik nicht mehr haltbar. Dazu gehören etwa der Welle-Teilchen-Dualismus[104], wonach Objekte der Quantenphysik gleichermaßen die Eigenschaften von Wellen wie die von Teilchen zeigen können. Darüber, welchen Zustand das Objekt in der Versuchsanordnung einnimmt, können aber nur Wahrscheinlichkeitsaussagen gemacht werden und keine sicheren Vorhersagen.[105] Die Nichtdeterminiertheit von physikalischen Vorgängen und auch die nicht kausale Fernwirkung zwischen räumlich getrennten physikalischen Systemen (Nichtlokalität)[106] veränderten das Bild der klassischen Physik. Auch die auf Heisenberg zurückgehende quantenphysikalische Erkenntnis, dass der Wissenschaftler in einem wissenschaftlichen Experiment nicht als ein Subjekt, ein Objekt beobachten kann, sondern durch den Akt der Beobachtung das Experiment beeinflusst, rüttelte an dem Selbstverständnis der Objektivierbarkeit wissenschaftlicher Untersuchungen. Auch wenn sich das veränderte Weltbild der Quantenphysik nur langsam in der Alltagsweltanschauung durchsetzt, so hat es in anderen Fachbereichen, wie etwa der Biologie, wie bereits oben dargestellt, einen Perspektivwechsel eingeleitet. Es wurde wieder mehr auf das beseelte Lebendige in der Natur fokussiert, da die Einsicht wuchs, dass sich die klassische wissenschaftliche Determiniertheit, die im

104 Green (2005, S. 40), Kaku (2013, S. 140); von Ludwiger (2010), Warnke (2013)
105 Siehe dazu etwa Werner (2015), siehe auch Sheldrake (2010)
106 Von Ludwiger (2010); Warnke (2013); Dürr (2008)

makroskopischen Bereich zu treffsicheren Ergebnissen führt, wegen der schöpferischen Kreativität und Unvorhersehbarkeit des Lebendigen nicht so einfach übertragen lässt.[107]

Heute zeigen sich in allen wissenschaftlichen wie gesellschaftlichen Bereichen Früchte dieser neuen Erkenntnisse hin zu einem holografischen Weltbild.[108] Durch diesen Perspektivwechsel kommt nun auch der subjektiven Intuition als Erkenntnisquelle wieder mehr Gewicht zu.[109] Auch das renommierte „Zukunftsinstitut", das sich mit Trend- und Zukunftsforschung in Deutschland beschäftigt und sich als eines der größten Think Tanks in Europa bezeichnet, stellt den Wandel hin zu intuitiv geleiteten Entscheidungen in den Vordergrund und widmet sich in seinem Themenspecial „Slow" dem Thema Intuition in den unterschiedlichsten gesellschaftlichen Bereichen.[110] Dass die Intuition als Wahrnehmungsquelle auch in der Fachwelt wieder ernst genommen wird, ist aber aus den benannten Gründen noch neu. Daher finden sich hierzu keine sicheren Erkenntnisse, wohl aber viele interessante Ansätze.

Die auf inneren Bildern, Gefühlen und Empfindungen basierende Intuition konkret zu definieren, ist wegen ihrer Subjektivität bereits ein schwieriges Unterfangen. Sie kann als ein unmittelbares, nicht diskursives, nicht auf Reflexion beruhendes oft ahnendes bzw. plötzliches Erfassen beschrieben werden.[111] Oft ist sie schwer zu unterscheiden von einem „Bauchgefühl", das sich auf erlebte (negative) Gefühlserfahrungen stützt. Je mehr man emotional verwickelt in ein Thema ist, desto schwieriger ist oft die innere Stimme zu hören bzw. desto klarer muss man differenzieren.

Erlaubt man sich einen Grobschnitt durch das Gehirn, so wird die linke Hirnhälfte dem logischen linearen Denken zugeordnet. Sie zerlegt das Ganze in ihre Einzelteile und generiert Lösungen aus logischen

107 So Bergson (1991)

108 Siehe unter 3.1)

109 So auch Küstenmacher & Haberer (2015, S. 32, 195)

110 Zukunftsinstitut (2016) , Trendstudie, Slow Business, „Wie aus Achtsamkeit eine neue Wertschöpfung entsteht"

111 Duden Online, Begriff

rationalen Schlussfolgerungen. Die rechte Hemisphäre fügt die Einzelteile zusammen, agiert vernetzt und denkt in inneren Bildern. Sie steht für Kreativität und Intuition. Die Hirnhälften sind über den Corpus Callosum verbunden und kommunizieren miteinander.[112] Die Quelle der Intuition liegt mithin jenseits des rationalen Denkens[113] und emotionaler Involviertheit[114]. „Intuition als Ahnung ist nicht ein Produkt eines willkürlichen Aktes, sondern ein unwillkürliches Geschehen, das von inneren und äußeren Umständen abhängt. Intuition ist eher wie eine Sinneswahrnehmung (…)“, beschreibt es C.G. Jung.[115]

In Anlehnung an Costa lassen sich einer spontanen Erkenntnis folgende Charakteristika zuschreiben:[116]

- Sie taucht plötzlich auf, oft nach einer Phase des Stillstandes oder dem Gefühl festzustecken.
- Sie kann gedanklich nicht nachvollzogen werden.
- Sie ist mit dem intensiven Gefühl verbunden, dass die Erkenntnis richtig ist.
- Erkenntnisgesteuerte Lösungen sind in der Regel unkonventionell, innovativ und haben weitreichende Auswirkungen.

Der Biochemiker und Neurologe Sanders unterscheidet bezüglich der intuitiven (medialen) Wahrnehmung noch genauer, indem er der Intuition als „innerem Wissen“ weitere mediale Sinne zuschreibt, nämlich das Hellhören, mediale Fühlen und Hellsehen.[117] Jeder verfüge über vier mediale Sinne, so Sanders. Ich fasse diese Phänomene unter dem Begriff Intuition zusammen, ohne außer Acht zu lassen, dass der einzelne Mensch jeweils bevorzugte intuitive Wahrnehmungskanäle hat. Einige Menschen „hören“ eine innere Stimme, andere „sehen“ ein Bild vor ihrem inneren Auge

112 Roberts (2010)
113 Dirlmeier (1957), Cameron (2009)
114 Sieh auch Sorgenich, 2018, S. 82
115 Franz u.a. (S. 61)
116 Costa (2012, S. 243)
117 Sanders (2013)

und wieder andere „fühlen“ etwas, haben ein „Bauch-Gefühl“, das sich im Solarplexus lokalisieren lässt. „In der Metaphysik östlicher Glaubenssysteme gilt der Solarplexus als Energiezentrum (oder Chakra), das am engsten mit der Kreativität und den Emotionen verbunden ist. Dies soll der Ort sein, an dem die spirituellen und körperlichen Welten zusammentreffen“, so Sanders.[118] Intuition zeigt sich etwa in inneren Bildern, subtilen Empfindungen, Eingebungen und Inspirationen oder einfach in einem unmittelbaren Wissen.[119] Bergson nennt es eine „direkte Schau des Geistes durch den Geist“.[120] Brandstätter weist in diesem Kontext auf die metaphorische Erkenntnis durch den künstlerischen Ausdruck.[121] Die Intuition hat im Gegensatz zu durch Denken vermittelten abstrakten Begrifflichkeiten Lebhaftigkeit und Gefühl in sich. Die Intuition kann entwickelt und geschärft werden.[122] Sie wird durch bestimmte Bedingungen auch in der Hirnfrequenz begünstigt. Die Neurowissenschaft hat insoweit bemerkenswerte Ergebnisse hervorgebracht, etwa durch die Erkenntnisse vom Gleichklang der Gehirne bei Meditierenden oder Musikern.

„Durch Einstimmung im Rahmen einer Beziehung kann ein so genanntes »brain-to-braincoupling« (Koppelung von Gehirn zu Gehirn) entstehen“, so der Trauma Experte Porges.[123]

Bei diesen meditativen bzw. kreativen Gemeinschaftserlebnissen werden im Gehirn durch die tiefe Entspannungssituation Theta Frequenzen aktiviert. Der Theta Bereich steigert die Empfänglichkeit für innere Bilder und Intuition. Bei gemeinschaftlichem Erleben synchronisieren und vernetzen sich die Gehirne der Teilnehmer.[124] „Synchronisierte Schwingungsprozesse“ sind das „verknüpfende Prinzip der Interaktion von Gehirn, Körper und Umwelt“, so Fuchs.[125]

118 Sanders (2013, S. 44)
119 Ausführlich Chopra, Tanzi (2014, S. 231 ff.)
120 Bergson (1991, S. 57)
121 Brandstädter (2013)
122 Siehe etwa schon Bergsons Lebensphilosophie, Bergson (1991, S. 97); ferner insbesondere auch Hein zur holografischen Wahrnehmung, unter 5.2.
123 Porges (2018, S.207)
124 DiSalvo (2916), Sänger (2014); Sinapius(2013, S. 7), Amarque (2016, S. 173)
125 Fuchs (2006, S. 7)

Auch Costa weist darauf hin, dass Pausen und Entspannungsphasen Bedingungen für spontane Erkenntnisse und Geistesblitze schaffen.[126] In solchen Entspannungssituationen begleitet von Alltagstrancezuständen oder auch meditativ herbeigeführten Trancen kommt es zu einem intensivierten inneren Erleben, das oft von einem verstärkten inneren Bilderfluss begleitet wird. Die Intuition wird in Problemsituationen durch vergangenheitsgeleitete Denk- und Gewohnheitsmuster eher blockiert und im Umkehrschluss durch Herausforderungen und neue Situationen geschärft. Wichtig ist insbesondere für die Generierung spontaner Erkenntnisse über die Intuition die Fokussierung auf den Moment.[127] Auch Carter konstatiert, dass kreative Prozesse im Entspannungszustand wachsen und durch das Zulassen neuer Informationen und Situationen gefördert werden.[128] Scharmer entwickelte für das intuitive Führen in Unternehmen die „Theorie U", die eine Anleitung für das Auffinden zukunftsgeleiteter Lösung über die Aktivierung der Intuition gibt.[129] Er stellt dar, wie durch die Öffnung des Denkens, die Öffnung des Fühlens und die Öffnung des Willens vergangenheitsgeleitete Muster aus der Gewohnheitswelt unterbrochen und Lösungen aus der im Entstehen begriffenen Zukunft gefunden (precencing) werden können (Intuition). Diese Idee vertritt auch Shoam, Gründer der Sustainable Global Leadership Academy.[130]
Lathan bemerkt in einem Interview zum Thema „Das Bauchgefühl der Top-Manager" für die Zeitschrift Wissensmanagement, „das Prinzip des intuitiven Managements und Führens besagt, dass alle körperlich-physikalischen und geistig-seelischen Erscheinungen im Kosmos wie im Menschen eine untrennbare Einheit bilden."[131]
Über die Intuition hervorgebrachte Gefühle des Individuums sind nach Braden als Sprache zu werten, mit der das bewusste Universum kommuniziert.[132] „Intuition ist der Funke, der aus dem Alten etwas Neues

126 Costa (2012, S. 251 ff.)
127 Costa (2012, S. 251 ff.), auchCassou (2015)
128 Carter (2009, S. 168)
129 Scharmer (2009), in der Organisationsentwicklung auch Roberston(2016)
130 Shohan (2010)
131 Lathan (2006, S. 41)
132 Braden (2009)

zu machen vermag", beschreibt es Becker.[133] Innere Bilder, die durch intuitives Wahrnehmen empfangen werden, dienen als Sprachrohr dieser Felder.[134]

3.1.3. Resonanz

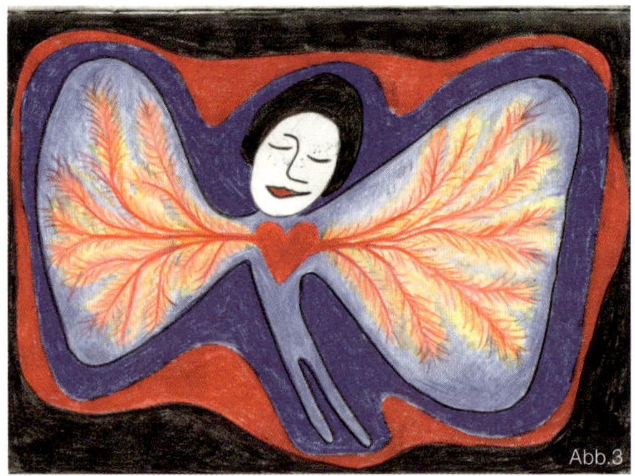

Bild: Ulrike Hinrichs

„Die Kunst ist meist einer der Bereiche, in denen sich ein neues Bewusstsein zuerst artikuliert."

Jeremy D. Johnson [135]

Die Verbindung mit intelligenten Feldern vollzieht sich über ein Synchronisieren, ein Einschwingen auf die jeweilige Feldfrequenz. Man kann sich das vereinfacht wie bei einem Einstellen eines Radiosenders vorstellen. Beim Suchen eines Radioprogrammes rauscht es zunächst, bis man den richtigen Sender gefunden hat.

133 Becker (2016), S. 98
134 So auch Küstenmacher & Haberer (2015, S. 206)
135 Johnson (2017, S. 61)

Das Individuum geht in Resonanz mit dem wissenden Feld und vice versa. Felder und Gedankenformen nähern sich einander an, überlappen sich und verschmelzen miteinander, beschreibt es Wallner.[136] Es ist, „als würden wir alle in einem natürlichen synästhetischen Netz leben, in dem die Sinne die Fäden ziehen und die Materie dementsprechend auskristallisiert".[137] Der renommierte Biologe Sheldrake nennt es „morphische Resonanz".[138] „Allen morphischen Feldern wohnt ein Gedächtnis inne, das sich durch morphische Resonanz bildet."[139] Jedes System, auch der Mensch, ist ein schwingendes System.[140] Der Mensch ist Teil des universellen Energiefeldes. Er tritt je nach Eigenschwingung in Resonanz mit kollektiven bzw. universellen Feldern.[141]

Das Phänomen der Resonanz wird aktuell in unterschiedlichsten Wissenschaftsdisziplinen diskutiert.[142] Auch im Alltagssprachgebrauch hat sich der Begriff Resonanz manifestiert. Die Bedeutung von Resonanz hat zwar einen gemeinsamen Ursprung, allerdings werden Resonanzphänomene je nach wissenschaftlichem Ansatz und Weltbild unterschiedlich gedeutet. Übereinstimmend wird unter Resonanz ein Phänomen der wechselseitigen Bezogenheit, ein „Mitschwingen", verstanden.[143]

In der Musik bezeichnet man das Mitschwingen einer nicht gespielten Saite beim Ertönen eines gleichgestimmten Instruments als Resonanz. In der Physik und Technik beschreibt Resonanz das verstärkte Mitschwingen eines schwingungsfähigen Systems.[144] Resonanz beschreibt darüber hinaus auch das Einschwingen des Einzelnen auf andere Menschen und die ihn umgebende Welt.

„Emotionale Resonanz als eine bestimmte Form zwischenmenschlicher Interaktion ist eine basale Erfahrung jeder zwischenmenschlichen Beziehung. Sie meint eine ganzheitliche Form des Aufeinanderbezogen-Seins

136 Wallner (2016)
137 Wallner (2016, S. 89)
138 Sheldrake (2010)
139 Sheldrake (2010, S. 19)
140 Siehe oben zu den Erkenntnissen der Materie und Quantenphysik
141 Dazu auch: Holografisches Lesen im A-Feld Laszlo (2007, S. 136)
142 Rosa (2016, S. 246)
143 Z.B. Lumma, u.a. (2009, S. 85 ff.)
144 Rosa (2016)

und bezieht als prä- bzw. extraverbales Beziehungsgeschehen die seelische, körperliche und geistige Ebene gleichermaßen mit ein. Emotionale Resonanz ist in einem weiteren Kontext ein „transverbales" Phänomen, in dem letztlich das Geheimnis des Angerührt-Werdens zum Ausdruck kommt. Emotionale Resonanz lässt in uns etwas anklingen und berührt uns. Ob, wann und in welchem Ausmaß etwas in mir oder im Anderen anklingt, ist weder machbar noch kontrollierbar und erhält letztlich eine spirituelle Dimension", äußert etwa die Musiktherapeutin Gindel.[145] Rosa beschreibt Resonanz-Phänomene als ein „rhythmisches Aufeinander-Einschwingen"[146] zwischen dem Menschen und seiner Umwelt.[147] Resonanz sei als ein Bezogensein auf die Welt, ein dialogisches Eingebundensein in die Erfahrungen des Lebens zu verstehen. Auch der Raum zwischen Therapeuten und Klienten stellt einen Resonanzraum dar, in dem sich die Beteiligten aufeinander einschwingen.[148] Ergänzend konstatiert er, „dass beide Seiten – Subjekt und Welt – in der und durch die wechselseitige Bezogenheit erst geformt, geprägt, ja mehr noch: konstituiert werden. Was und wie ein Subjekt ist, lässt sich erst bestimmen vor dem Hintergrund der Welt, in die es gestellt und auch auf die es sich bezogen findet; Selbstverhältnis und Weltverhältnis lassen sich nicht trennen."[149] Resonanz sei, so Rosa, „ein mehrdimensionaler Prozess, der sich sowohl zwischen innerpsychischen Ebenen als auch zwischen leiblichen und geistigen Sphären des Subjekts und schließlich zwischen Selbst und Welt abspielt. Dabei bezeichnet sie nicht einfach einen Zustand der Übereinstimmung beziehungsweise der Widerspruchsfreiheit, sondern ein aktives, dynamisches Moment der Begegnung beziehungsweise des wechselseitigen Angesprochenseins: Leib und Geist, Selbst und Welt treten in eine gleichsam energetisch aufgeladene Form des Kontakts."[150]

145 Gindel (2001, S. 39)
146 Rosa (2016, S. 55)
147 So auch Bauer, 2006, S. 17.; Franckh (2009)
148 Rosa (2016)
149 Rosa (2016, S. 62)
150 Rosa (2016, S. 234)

Bestimmt man Resonanz mithin als eine spezifische Art des responsiven „Auf-die-Welt-Bezogenseins", so wirft Rosa selbst die Frage auf, inwieweit die Welt „wirklich antwortet".[151] Er stellt dazu fest, dass ein rationalistisch-materialistisch-mechanistisches Weltverständnis, das auf „stummen" Weltbeziehungen basiert, „von denen aus die Objekte (die Wälder oder Steine, der Kosmos oder auch die Neuronen oder nutzenmaximierenden Individuen) kaum als Antwortende gedacht werden können."[152] Gleichzeitig grenzt Rosa sich aber von Resonanzbeschreibungen ab, die die Grenzen der materialistischen Weltsicht verlassen: „Wer immer behauptet oder auch nur andeutet, es gäbe solche (geheimen, feinstofflichen etc.) Schwingungen in irgendeinem materiellen oder substantiellen Sinne, läuft Gefahr, den Boden begrifflich und analytisch exakter und empirische fundierte Sozialtheorie zu verlassen und ins unwiderruflich Esoterische abzugleiten."[153] Rosas Definition von Resonanz bezieht sich auf Resonanzen zwischen Individuum und „Welt". Dabei bezeichnet er die materialistische Weltsicht einerseits als antwortlose stumme Weltsicht. Andererseits bleibt er in genau diesem Weltbild gefangen, wenn er sich von einer weiterreichenden, von ihm als „esoterisch" betitelten Weltbetrachtung, die auf metaphysischen Annahmen beruht, abgrenzt. Rosas Beschreibung von Resonanz verdeutlicht anschaulich, wie solche Phänomene des Einschwingens zwischen Mensch und Welt konstituiert sind.

Erlaubt man sich aber eine holografische Sichtweise und damit den Gedanken, dass universelle Wissensfelder existieren, mit denen wir interagieren, so kann man den Kontakt mit diesen Feldern mit Resonanzphänomenen mühelos begründen. Solche Resonanzphänomene, die biologisch bei der Übertragung von Gefühlen und Gesten beobachtbar sind, werden über die Spiegelnervenzellen ermöglicht.[154] Hein stellt fest, dass diese Nervenzellen auch mit den Feldern in Resonanz gehen.[155] Ganz gegen Rosas Intention und Überzeugung vermag daher gerade

151 Rosa (2016, S. 289)
152 Rosa (2016, S. 290)
153 Rosa (2016, S. 284, 285)
154 Bauer (2006, S. 11)
155 Hein (2000b, 2015a, 2015b); auch Sheldrake (2002)

eine holografische Perspektive das Phänomen einer antwortenden Welt mühelos erklären. Es besteht eine resonante, dynamische Wechselbeziehung zwischen Individuum und Feld. Diese Annahme des Einschwingens steht in Übereinstimmung zu Erkenntnissen der Quantenphysik, wonach alles, auch der Mensch, nichts weiter als ein schwingendes Energiefeld ist.[156] Franckh konstatiert, dass alle Dinge und Lebewesen eine Eigenschwingung besitzen, auch alle Organe und Zellen, ebenso wie Materie. Resonanz stellt daher ein Einschwingen auf ein Schwingungsfeld dar. Die erzeugente Frequenzen resonieren.[157]

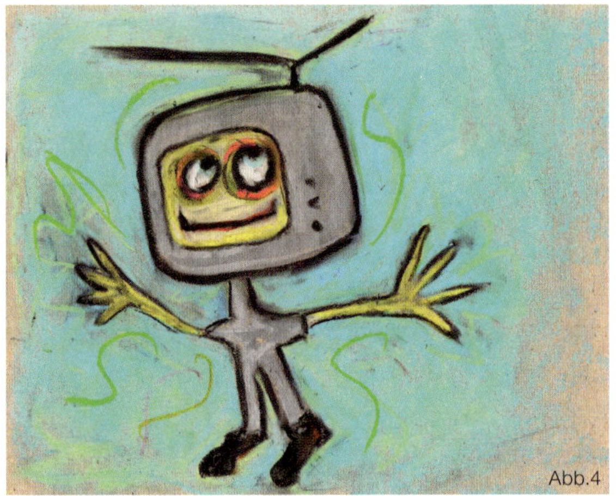

Bild: Ulrike Hinrichs

Der Körper fungiert, so Sanders, als eine Art „übersinnliche Antenne“ für die medialen Sinne (mediales Fühlen, Hellsehen, Hellhören, Intuition).[158] „Alle unsere Sinne, die körperlichen wie die medialen, funktionieren gewissermaßen dadurch, dass sie eine bestimmte Art von Energie empfangen und auf sie ansprechen. Das körperliche Sehvermögen ist

156 Siehe dazu Michel u.a. (2016)
157 Franckh (2009, S. 19)
158 Sanders (2013, 22)

davon abhängig, dass die Energie in Lichtwellen das Auge trifft. Das Ohr nimmt schwingende Energie der Klangwellen wahr. Tastsinn und Geruch funktionieren aufgrund chemischer Energieumwandlungen, die zwischen bestimmten Molekülen und den Rezeptorzellen der Zunge und den Schleimhäuten stattfinden. Die medialen Sinne folgen einem ähnlichen Schema."[159] Sanders beschreibt „übersinnliche" Phänomene von intuitiver Erkenntniserlangung, wobei allerdings angenommen werden muss, dass auch der unscharfe Begriff „übersinnlich" einer Weltbetrachtung zuzuordnen ist, die materialistisch-mechanistisch geprägt ist. Solche mit einem Unwissenschaftlichkeitsstigma versehenen „übersinnlichen" Phänomene können und dürfen aus der materialistischen Perspektive nicht existieren, weil sie nicht ins Weltbild passen.

Zusammenfassend ist festzuhalten, dass die Intuition als Schwingungskanal dem Zugang und der Wahrnehmung für Informationen aus dem universellen Feld dient. Die Informationen zeigen sich in Gefühlen, inneren Bildern, inneren Stimmen und plötzlichen Eingebungen und Inspirationen. Die Intuition wird durch die Fokussierung auf den Moment, durch ein Gewahrsein, eine Achtsamkeit für das Jetzt, begünstigt. Die Intuition, so Cassou, „entspringt aus dem riesigen Ozean des Nichtwissens. Sie bringt das Unerwartete und Nonverbale zum Vorschein. Sie lebt außerhalb der mentalen Grenzen und verleiht Gefühlen und dem Geist eine Stimme."[160]

Hundt bezeichnet die Intuition in ihrer Dissertation zum Thema „spirituelle Wirkprinzipien in der Psychotherapie" als einen alltagsgebräuchlichen Begriff für eine „Eingebung". Der Transfer überbewusster Inhalte und Energien in den Bereich des Alltagsbewusstseins lässt sich als spirituelle Inspiration bezeichnen.[161]

159 Sanders (2013, S. 23)
160 Cassou (2015, S. 156)
161 Hundt (2007, S. 225), siehe auch Scagnetti-Feurer (2009)

3.1.4. Kunst und Intuition

Die Intuition ist wie eine Katze. Sie kommt nicht auf Befehl. Sondern nur dann, wenn sie sich sicher fühlt.

Jan Becker [162]

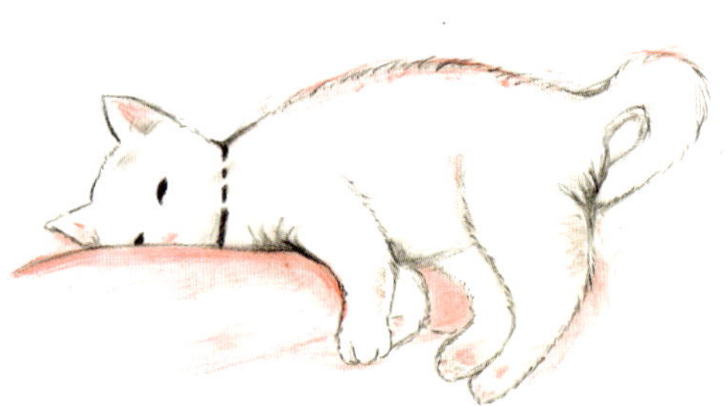

Kunstprojekt Krafttiere www.krafttier.reisen Abb.5

Die bildnerischen Elemente im Kunstwerk strukturieren sich wie eine Grammatik der Sprache, so Menzen treffend, durch ihre visuellen (Form und Farbe), haptischen und kinästhetischen Reize.[163] Kunstwerke sind in der Lage „sowohl kognitive als auch emotionale Informationen zu integrieren und selbst widersprüchlich scheinende oder sich ausschließende Botschaften aufzunehmen und zu vermitteln. Sie sind geeignet, intellektuelle Ansprüche an Begrifflichkeiten und Kognition genauso zu bedienen wie die zumeist schweigsam tätige Welt der unbewussten Impulse und der an sie gebundenen Affekte und Emotionen", so Schink.[164] Mit dieser einleitenden Erkenntnis folgen wir der Frage, welche Bedeutung die Kunst im holografischen Weltbild einnimmt. In einem Interview antwortet der Bildhauer Stephan Guber auf die Frage, ob er mit seiner Kunst die schöpferische Dynamik des Lebens zum Ausdruck zu bringen versucht:

162 Becker (2016), S. 23
163 Menzen (2017, S. 17)
164 Schink[19.01.2016, S. 1]

„Ja, und wir sind Teil dieses Schöpferischen, denn das gestalterische Tun gehört zu unserem Menschsein, es ist uns unmöglich, nicht gestalterisch tätig zu sein. Wenn man dieses gestalterische Grundpotenzial – das Joseph Beuys in die Worte «Jeder Mensch ist ein Künstler» gebracht hat – ernst nimmt, dann kommen auch Aspekte der menschlichen Gestaltung in den Fokus, die man normalerweise nicht als solche anerkennt. Ist dann nicht auch der Versuch des Menschen, sich im Seelisch-Geistigen und Kosmischen zu verorten, bis hin zur gedanklichen Aktivität, die zu äußeren Formen ausfließen, ein künstlerisch gestalterischer Akt? Ist dann auch die Spiritualität Kunst? Die Spiritualität wird ja häufig als gegeben empfunden – früher noch mehr als heute. Gott wurde oft als «etwas da draußen» gesehen, zu dem man sich verhält. Wenn wir aber den Kreator – wieder ein Ausdruck von Beuys – ernstnehmen, dann sind auch die Versuche des Menschen, sich selbst wieder rückzubinden – religere –, kreative Akte, die sich in religiösen Lehren, Formen und Riten zeigen. Dazu gehören auch die Vorstellungen über die Ebenen des Spirituellen oder über das Verhältnis des Göttlichen zum Menschlichen. Wenn wir Spiritualität in diesem Licht sehen, ereignet sich ein Paradigmenwechsel, denn wenn Spiritualität als Kunst gesehen werden kann, dann würde dem Menschen eine große Verantwortung anheimgestellt. Er ist Gestalter dessen, was er vorher als gegeben begriffen hat. Der Mensch erkennt: Ich gestalte diese spirituelle Wirklichkeit und bin dafür verantwortlich.“ [165]

Auch Hundertwasser beschreibt das Malen in einem Interview im Ärzteblatt als eine religiöse Tätigkeit „im Sinne der Schöpfung“.[166] Künstlerisch aktiv zu werden ist Schöpfung, egal ob man spirituellen Analogien zugeneigt ist oder nicht. Der Mensch gestaltet, erschafft und gebiert etwas im künstlerischen Akt. „Mehr als alles andere wünscht sich der Mensch, schöpferisch zu sein. Wir wollen Anteil haben an dem schöpferischen Prozess, an der Gestaltung der Zukunft, an der Lebendigkeit“

165 Kauschke im Interview mit Guber, http://www.evolve-magazin.de/blog/stephan-guber/ (2016)
166 Neukirchen (1995, A 1398),Hampu.a. (1995)

beschreibt es Trucker.[167] Ein Ausdruck der Sehnsucht nach dem Schöpferischen ist die Kunst.[168] Die herkömmliche Wissenschaft ist unfähig zu sagen, was Kunst genau ist. „Trotz ihrer mächtigen gesellschaftlichen Wirkung gehört die künstlerische Praxis zu den menschlichen Betätigungen, die sich weitgehend dem wissenschaftlichen Zugriff entziehen", stellt Ziegler klar.[169] Mit Wissenschaft meint er die materialistisch-mechanistische Wissenschaft, die keinen Raum für subjektive Empfindungen und Bewertungen lässt. Gibt es noch etwas hinter oder jenseits dieser Wissenschaft, fragt er.[170] „Existieren Formen der Wahrnehmung, die nicht dem rationalen Verständnis unterworfen sind, ergänzt er seine Ausführungen.[171] Das Erschaffen und Bestaunen von Kunst gehört zu unserem Menschsein ganz selbstverständlich dazu. Es ist ein herausragender Akt zur Erweckung der Intuition.[172] „Die Gefühle, die Kunst im tiefsten Inneren des Menschen auslöst, die Kommunikation, die sie zwischen Menschen anregt, die neuen und immer unerwarteten Formen, die sie jeden Tag zu den bereits bestehenden Formen hinzufügt, seien wesentliche und unersetzliche Bereicherungen der menschlichen Existenz", konstatiert Ziegler.[173]

Der Mensch, der künstlerisch tätig wird, „befindet sich im Fluss des schöpferisch-seelischen Prozesses, er ist ganz bei sich, kann über das Gestalten seinem Seelenzustand Ausdruck verleihen, sich darüber aus seiner Isolation holen, seine Identität finden und formen. Ein direkter Bezug zu sich selbst in der Gegenwart entsteht. In diesem Zustand geistiger seelischer Verdichtung kann der eigene Sinn wieder gefunden werden."[174] Diese Verdichtung, das Gewahrsein im Moment fördert, wie dargestellt wurde, intuitive Prozesse. Die Kunst basiert auf einer sinnlichen Wahrnehmung, statt auf rational analytischen Denkprozessen. „Echtes sinnliches Erleben ist auch bewusstes intuitives Erleben."[175]

167 Trucker (2016, S. 46)
168 Auch Steiniger (2017) argumentiert in diesem Sinne
169 Ziegler, S. 100
170 Ziegler, S. 100, 171 Ziegler, S. 103
172 Lummau.a. (2009); Casoou (2015); Cameron (2009); Ameln-Haffke (2015); Schuster (2003)
173 Ziegler, S. 104
174 Leutkart u.a. (2003), S. 14
175 Wallner (2016, S. 100)

Die Begegnung mit der Kunst vermag der Spiritualität analoge Gefühle abzurufen, behauptet nicht nur Schuster.[176] Nach Wilber ermöglicht die Betrachtung eines großen Kunstwerks, eine höhere Stufe der Spiritualität zu erreichen.[177] Auf die spirituelle Komponente der Kunst verweist auch Cameron:
„Kunst ist ein spiritueller Akt. Man braucht Glaube und Vertrauen, um sich vor eine weiße Seite zu setzen, sich auf eine Bühne zu begeben, vor eine Staffelei zu stellen."[178] Auch der Akt es Erschaffens von Kunst kann einen Bezug zu einem größeren Ganzen der Schöpfung herstellen. „Künstlerisches Arbeiten ist Schöpfung. Jede Schöpfung geschieht im gegenwärtigen Augenblick. Jede Spur von Farbe, jede Form gebiert die Nächste", ergänzt Cassou.[179]
„Der Schöpfer der inneren Bilder macht keine Pläne und fertigen Kompositionen. Die Schöpfung folgt natürlichen Rhythmen oder Wellen. Kreative Ströme haben einen zyklischen Verlauf. Sie bauen sich auf, explodieren und entstehen immer wieder aufs Neue – jedes Ende ein neuer Anfang. Der innere Bildmacher reagiert auf die Gesamtheit der Gefühle und Wahrnehmungen, und bewegt sich im Kontext von Leben und Geist. Zu planen würde bedeuten, sich auf den Kontext des bekannten Denkens zu beschränken", führt Cassou aus.[180] Diese Idee einer spirituellen Komponente in der Kunst lässt mühelos den Bezug zu universellem Feldwissen herstellen. Die Schöpfung und der kreative Schöpfer – ohnehin Teil des Einen – kommen in Kontakt, gehen in Resonanz.
Jenseits der Einordnung von Kunst in Denkschablonen wie „spiritueller Akt" oder doch nur „Muse" kann festgehalten werden, dass sowohl das Betrachten von Kunst als auch das schöpferische Tun, die Intuition befördern. Im therapeutischen Kontext eröffnet das Werk „einen Kanal für eine bildhafte Kommunikation, die sowohl vom Therapeuten zum Klienten als auch vom Klienten zum Therapeuten und aber auch zwischen den seelischen Instanzen des Klienten zustande kommen kann",

176 Schuster (2008, S. 13)
177 Wilber (2007)
178 Cameron (2010)
179 Cassou (2015), S. 59
180 Cassou (2015), S. 59

so Rosa.[181] Dem Betrachten und Erschaffen von Kunst im Kontext der intuitiven Erkenntnisgewinnung soll im nächsten Kapitel Aufmerksamkeit geschenkt werden.

3.1.4.1. Kunst betrachten

Die harte Rinde der Natur und gewöhnlichen Welt machen es dem Geiste saurer, zur Idee durchzudringen, als die Werke der Kunst.

Hegel (1830)

Lebensfreude und Spaß sind – so auch der Mediziner Dahlke – vielleicht die am meisten unterschätzen Themen im Bereich moderner Therapieformen.[182] Das Erschaffen und auch Betrachten von Kunst setzt diese Lebensenergie frei, wobei intuitive Eingebungen gefördert werden. Der Rezipient tritt in Beziehung zum Werk. „In der Kunst entstehen Resonanzbeziehungen dadurch, dass ein (wie auch immer geartetes) Werk den Rezipienten zu berühren vermag", sagt Rosa treffend.[183] Der Betrachter eines Kunstwerkes resoniert unbewusst, spielerisch und explorativ mit unterschiedlichen persönlichen – oft problembelasteten – Themen, die sich dem Betrachter im Kunstwerk spiegeln.[184] Es entsteht eine Verbindung zwischen Kunstwerk, Künstler und Betrachter. Diese Verbindung ist aus holografischer Sicht zu einem resonierenden Feld zu verstehen. Spontane Erkenntnisse beim Betrachten von Kunst erfahren Menschen immer wieder. Das Kunstwerk spricht unbewusste intuitive Themen an. Es „spricht" mit dem Betrachter in einer metaphorischen Bildsprache, die sich jenseits der Ratio bewegt.
Der Betrachter geht in Resonanz mit dem Werk. Oft sind die durch Kunstbetrachtung hervorgebrachten Gefühle und Eingebungen rational nicht nachvollziehbar. Oder sie bringen erst in der Reflexion auch

181 Schuster (2014, S. 41)
182 Dahlke (2010 b)
183 Rosa (2016, S. 485)
184 Siehe auch Rosa (2016)

einen rational nachvollziehbaren Aspekt zu Tage. Die intuitiven Empfindungen schaffen oft einen Sprung auf eine Metaebene der Betrachtung, die auf einen größeren Zusammenhang anspielt. Gleiche Erfahrungen werden auch im Kontext anderer Künste, wie etwa Musik, Poesie, Theater oder Tanz gemacht. Menschen haben oft einen bevorzugten Wahrnehmungskanal, visuell, auditiv oder kinästhetisch.[185] Je nach ihrem bevorzugten Wahrnehmungskanal gehen sie mehr oder weniger mit den verschiedenen Kunstformen in Resonanz. Dies deckt sich nach Sanders mit den bevorzugten medialen Wahrnehmungen.[186] Im Kapitel über rezeptive Kunsttherapieverfahren werden wir das Thema der Kunstbetrachtung nochmals näher beleuchten.

3.1.4.2. Kunst erschaffen

„Der Künstler taucht ein in das Mysterium des Lebens, um davon in seiner Handschrift zu berichten".

Wolf Nkole Helzle [187]

Im Mittelalter glaubten die Menschen, Kunst sei „durch übermenschliche Kräfte und nicht durch menschliche Gefühle inspiriert".[188] Joseph Beys dagegen konstatierte erstmals 1967 die viel zitierte These „jeder Mensch ist ein Künstler".[189] Dieter Meier, Underground Künstler und Gründer der Gruppe Yello bezweifelte in einem Interview mit dem Sender ARTE[190], dass es überhaupt eine Unterscheidung solcher unterschiedlichen „Aggregatzustände" von „Künstler" und „Nicht-Künstler" gäbe. Nach seinem Verständnis von Kunst müsse man nur der werden, der man ohnehin schon ist. Grenzen zu ziehen zwischen Kunst und

185 Mohl (2003)
186 Siehe unter 3.1.3
187 Helzle (2017, S. 18)
188 Harari (2017, S. 310)
189 Zumdick (2002, S. 12)
190 Yell0 – Die Techno-Dandies lassen es immer noch krachen (24.02.2017)

Nicht-Kunst, sei dumm, so Meier.[191] Weiler, Neurobiologe an der Universität Oldenburg beschreibt diesen Gedanken aufgreifend so: „Es gibt keine klaren Kriterien für die Abgrenzung zwischen Künstlern und Nichtkünstlern. Wann ist jemand ein Künstler, wann ist eine Person einfach nur kreativ?“ Diese Entscheidung entspringe einem gesellschaftlich, bewertendem Prozess.[192]

Künstlerisches Schaffen verstehe ich als eine Form der holografischen instantanen Wahrnehmung. Kreatives Schaffen ist Selbstausdruck und Selbstheilung.[193] In Selbstzeugnissen haben viele berühmte Künstler berichtet, wie das kreative Schaffen innere Spannungen und Probleme gelöst hat.[194] Van Gogh etwa schrieb in Briefen an seinen Bruder, wie die Malerei ihm bei der Bewältigung seiner „unerträglichen inneren Spannungen“ helfe.[195] Bildhaftes Denken kann in Trancezustände führen.[196] Im Prozess des künstlerischen Schaffens kommt der Künstler oft in einen Flow Zustand. Der Begriff Flow geht auf den Psychologen Csikszentmihályi zurück, der damit ein Erleben beschreibt, bei dem die Person in ihrer „Handlung aufgeht, den Handlungsablauf als glatt und fließend wahrnimmt“.[197] Das Kunstschaffen ist ein Schöpfungsprozess, der den Künstler an der Gesamtschöpfung teilhaben lässt. Menke spricht von einer vorsubjektiven selbstwirkenden Kraft des Menschen, „die das Subjekt aus sich heraus führt, ebenso hinter sich zurück wie über sich hinaus, eine Kraft also, die unbewusst ist“.[198] Das „authentische künstlerische Schaffen“, wie ich es hier nennen will, findet jenseits des Denkens statt, wobei es auch andere Herangehensweisen an das künstlerische Arbeiten gibt. Sie gehen zurück auf die Konzeptkunstentwicklung, die sich, so

191 Diening (2016). Tagesspiegel, Yello-Gründer Dieter Meier in Berlin „Der letzte Provokateur“, 21.09.2016

192 Tenzer (2017, S. 36)

193 Dazu auch Dahlke (2010b, S. 31)

194 Weitere Nachweise zu einzelnen Künstlern: Schuster (2014, S. 136)

195 Schuster (2014, S. 136)

196 Schuster (2014, S. 47)

197 Csikszentmihályi , vgl. dazu auch Blickhan, (2015, S. 191); Schuster (2014, S. 48 f.)

198 Menke (2013, S. 12 f.)

Unger, in Abgrenzung zum Geniemodell des 19.Jahrhunderts als besonders aufgeklärt darstellt. Die Konzeptkünstler wollen „weder Avantgardist noch Enthusiast sein – ein numinoses, von Gott beseeltes Wesen, das gar „Erhabenes" schafft. Der reformierte Künstler ist vielmehr ein liberaler Denker, Konstrukteur und Initiator", bemerkt Unger.[199] „Der ausschließlich denkende Konzeptkünstler negiert den vorsprachlichen Raum des Unbewussten, Intuitiven und Emotionalen", so Unger weiter.[200] Dieses Kunstverständnis stellt Konzept und Idee in den Vordergrund, das geschaffene Werk ist mental zu generieren.[201] Die Konzeptkunst reiht sich damit ein in die materialistisch-mechanistische Weltsicht des Denkens und Analysierens.

Wenn ich hier mithin von künstlerischen Prozessen spreche, die intuitive Erkenntnisse fördern, so beziehe ich mich vorrangig auf eine Kunst, die sich mehr auf den aktiv kreativen Schaffensprozess statt auf den geistig intellektuellen Prozess bezieht.[202] Wobei es bei dieser prioritären Betrachtung nicht um eine Bewertung der Kunstansätze geht, sondern darum, welche Form der Kunsterschaffung intuitive Erkenntnisse besonders fördert und welche weniger. Nach dem Gesagten darf die These aufgestellt werden: je mehr intellektuelles Denken den Kunstprozess beeinflusst, desto weniger intuitive Erkenntnisse werden befördert und vice versa. Erst wenn die „verbale, dominante Form der Denkprozesse"[203] zurückgedrängt wird, können innere Bilder entstehen. Denn wie bereits festgestellt wurde, verhelfen Flow, Trance und Entspannungszustände zu intuitiven Erkenntnissen, während rationales Denken solche Prozesse stört.

199 Unger (2013, S. 30)
200 Unger (2013)
201 Unger (2013)
202 Wie auch Unger (2013, S. 28)
203 Siehe auch Schuster (2014, S. 42)

3.2. Die holografische Psychotherapie

Die Auswirkungen des holografischen Ansatzes auf die Psychotherapie allgemein und auf die Kunsttherapie im Besonderen werden nunmehr im Fokus der Betrachtung stehen. Dies wirft zunächst die Frage auf, was die Psyche eigentlich ist. Die Beantwortung dieser Frage kann nur vom jeweiligen (wissenschaftlichen) Weltbild des Betrachters beantwortet werden. Tomarque konstatiert zur Psyche:

„obwohl wir unzählige Modelle und Theorien über selbige verfügen – oder vielleicht deshalb – wissen wir nicht genau, um was es sich bei der Psyche oder Bewusstsein tatsächlich handelt. Sie ist bekanntlich nicht messbar und scheint sich auf seltsame Weise den Beschreibungen anzupassen, die wir von ihr fertigen. Wir wissen nicht, wie sie mit der neuronalen Gehirnaktivität interagiert, oder mit der physischen Welt im Allgemeinen; wir wissen nicht, inwieweit sie mit der Textur des Kosmos verwoben ist. Wir wissen nichts über ihre Gestalt, ihren Ursprung oder ihr Ende, nichts über ihr Substrat. (…) Ja wir wissen nicht einmal, wo genau eigentlich Psyche ist, obwohl wir jeden Moment unseres Lebens mit ihr leben, denn Lokalität selbst ist eine Begrifflichkeit der Psyche.“[204]

Auch die Grundannahmen des holografischen Ansatzes sind damit nichts anderes als ein weiteres neues Narrativ. Denn die Welt besteht nicht nur aus einem einzigen Narrativ, sondern aus vielen Erzählungen. „Indem wir uns entscheiden, eine davon zu erzählen, entscheiden wir uns auch, die anderen zum Schweigen zu verdammen“, schreibt Harari zutreffend.[205]

Festzuhalten bleibt mit Tomarque: wenn wir aus „linguistischer Notwendigkeit von ‚der Psyche‘ sprechen, so erzwingt das notwendigerweise die ‚Idee‘, ‚sie‘ wäre ein klar abgrenzbares Ding, eine singuläre Einheit.“[206] Diese singuläre Bertrachtung weitet der holografische Ansatz paradigmatisch aus. Die holografische Weltsicht fordert zu einem bedeutenden Perspektivwechsel. Die Psyche ist nicht (nur) individualisiert, sondern gleichzeitig Teil eines gesamten Bewusstseinsfeldes.

204 Tomarque (2015, S. 223)
205 Harari (2017, S. 242)
206 Tomarque (2015, S. 223)

3.2.1. Grundannahmen des holografischen Therapieansatzes

Zu besprechen bleibt, welchen Einfluss die holografische Weltsicht auf die Psychotherapie nimmt. Der holografische Therapieansatz kann keiner bestimmten Therapieform zugeordnet werden, sondern zeichnet sich durch ein therapeutisches Grundprinzip für ein Menschen- und Weltbild aus, wonach der Mensch ganzheitlich betrachtet wird. Ganzheitlich im Sinne des holografischen Menschenbildes bedeutet, dass der Mensch ein Holon ist, eine Manifestation des Universums, der alle Möglichkeiten in sich trägt und gleichzeitig aus der Summe aller Möglichkeiten geschaffen ist. Auch der Körper des Menschen ist wie ein Holon fraktal untergliedert. Nach der traditionellen chinesischen Medizin beispielsweise bildet sich das meridiane Energienetz des gesamten Körpers am Ohr und auch unter der Fußsohle ab.[207] Der holografische Ansatz grenzt sich mit diesem Weltbild auch von der noch relativ jungen auf Satir zurückgehenden systemischen Therapie ab, deren Fokus auf dem sozialen Kontext psychischer Störungen, insbesondere auf Interaktionen zwischen Mitgliedern der Familie und deren sozialer Umwelt liegt.[208]

Der holografische Ansatz hat eine grundlegend andere Sicht auf Gesundheit und Krankheit als sie in der materialistischen Reparaturmedizin vertreten wird. Aus der auf den Medizinsoziologen Antonovsky zurückgehenden salutogenetischen Perspektive, die auch der holografischen Idee immanent ist, wird Gesundheit und Krankheit „nicht als Dichotomie, sondern als ein Kontinuum, auf dem Veränderung leichter abbildbar ist als eine Gegenüberstellung von zwei separaten Zuständen" verstanden.[209] Gesundheit und Krankheit sind keine feststehenden Zustände, sondern eine fließende Bewegung.[210] Gesundheit ist mehr als die Abwesenheit von Krankheit. „Der Umgang mit einer Krankheit erschöpft sich nicht im Suchprozess nach wirksamen Therapien und die Beseitigung von

207 Siehe etwa Stux, Stiller, Berman und Pomeranz (2008, S. 37)

208 Satir (1973). Isert&Rentel (2013)

209 Blickhan (2015, S. 36), Antonovsky (1979, 1997), dazu auch Gaiss (2015)

210 Church (2013), auch Schneider (2009)

Krankheit bestätigt nicht zwangsläufig eine erfolgreiche Behandlung.“[211] Vielmehr stellen Gesundheit und Krankheit Etappen in einem Kontinuum von Wandel und Krisen des individuellen Lebensweges dar.[212] Auch die Psyche ist kein „Ding an sich, sondern ein Spannungsfeld zwischen der Form und der Formlosigkeit, dem Sein und dem Nichts oder der Dualität und der Nondualität, ein stets Dazwischen“, wie es Amarque anschaulich skizziert.[213] Kreatives Gestalten in kunsttherapeutischer und -pädagogischer Begleitung habe salutogenetische Effekte und stärke das seelische Immunsystem im Sinne der Resilienzförderung, so Gaiis.[214]

Der holografische Therapieansatz gibt die Idee auf, dass es endgültiges Wissen über etwas oder über sich selbst und den anderen gibt.[215] Eine individuell psychische wie physische Beeinträchtigung steht in Wechselwirkung mit dem universellen Feld und stellt daher auch immer eine Störung des Ganzen dar.[216] Die Herangehensweise an therapeutische Arbeit bezieht sich nicht auf die Analyse eines Problems oder Symptoms, sondern es wird mit dem im Moment erscheinenden Thema gearbeitet. Ziel der Therapie ist die positive Veränderung des in Resonanz stehenden Feldes, in dem das Thema sich zeigt. Im holografischen Therapieansatz von besonderer Bedeutung für Heilungsprozesse ist die Intuition. Die Intuition wird als ein dem Menschen immanentes Wahrnehmungsorgan anerkannt mit dem Informationen im Feldwissen gelesen werden können. Assogioli begreift Intuition als „pararational“ bzw. „trans-rational“ und eine als eine Form der „vertikalen Telepathie“.[217] Das Sprachrohr für Feldwissen ist die Intuition.[218]

Jedes Individuum trägt durch seine Gedanken und Taten zum Wohlergehen oder Unwohle des ganzen Universums bei und hat dafür seine eigene Verantwortung. Jedes Denken und Handeln hat eine Wechselwirkung

211 Beck (2016)
212 Beck (2016), dazuauchCosentiono (2016, S. 22 ff.)
213 Amarque (2015, S. 41), siehe auch Engert, Sigg (2017)
214 Gaiis (2015, S. 72)
215 So auch Küstenmacher & Haberer (2015, S. 197), Amarque (2015)
216 Siehe auch Gamma (2017, S. 50)
217 Assogioli (1992, S. 73)
218 Laszlo (2007, 190)

mit dem Ganzen. Insoweit sind auch die globalen Zusammenhänge von Heilung zu berücksichtigen.[219] Denn wenn aber der Mensch ein Holon des gesamten Universums ist, in dem alle Informationen gespeichert sind, dann wirken auch kollektive problembelastete Felder auf das individuelle Erleben ein und vice versa. Dies können etwa ungelöste Konflikte oder seelische Erschütterungen der Ahnen wie auch kulturelle Traumata sein, wie es sich etwa bei der nationalsozialistischen Vergangenheit der Deutschen und der damit psychologisch belegten kulturtypischen „German Angst“ zeigt.[220] Wenn alles energetisch miteinander verbunden und alles gelebte Wissen in Feldern abgespeichert ist, haben individuelle Probleme und Konflikte holografische Auswirkungen. Johnson beschreibt das Zusammenleben von Milliarden Lebewesen auf unserem Planeten als „einen Super-Organismus, der nun zum ersten Mal versuchen wird, als eins solcher zu denken“.[221]

Der holografische Ansatz beruht auf einer ganzheitlichen Unterstützung unter Einbeziehung von Körper, Geist und Seele. Maßgebend ist die Entfaltung aller Bewusstseinsebenen, sowohl mental, emotional, körperlich wie auch spirituell.[222] Glauben und Spiritualität sind in der herkömmlichen Psychologie oft tabuisiert. Spirituelle Erfahrungen werden nicht selten pathologisiert.[223] Die gesellschaftliche Entwicklung zeigt dagegen eine zunehmende Sehnsucht nach der (Wieder-) Einbeziehung einer spirituellen Ebene.[224] Nach dem Kunsttherapeuten Schuster hat der Mensch „eine starke religiöse Motivation und eine angelegte Fähigkeit, das Heilige zu erleben.“[225] Die Verehrung des Heiligen sei ein Grundtatbestand menschlicher Existenz und greife über alle Kulturen, die wir kennen, führt er fort.[226] Baatz konstatiert eine erstarkende „säkulare Spiritualität, die ohne religiöse Motivation und Sprache auskommt und sich den Begriff Achtsamkeit entliehen

219 Church (2013)
220 Bode (2007)
221 Johnson (2107, S. 59)
222 Heller (2016), Beck (2016), Unger (2013).a
223 Siehe auch Hundt (2007)
224 Scharmer (2014)
225 Schuster (2008, S. 11)
226 Schuster (2008, S. 9)

hat.[227] Achtsamkeitsgeleitete Verfahren boomen derzeit auch in der westlichen Welt. Vertreten wird der holografische Ansatz im psychotherapeutischen Kontext vor allem von der integralen Bewegung, die auf Wilber zurückgeht.[228] Zudem gibt es immer mehr individuelle Angebote von Ärzten ebenso wie Psychotherapeuten, aber auch Coaches und Unternehmensberatern, die ihrer Arbeit eine holografische Weltsicht zugrunde legen. Der holografische Ansatz eignet sich besonders für intuitiv arbeitende Therapieverfahren, insbesondere die Kunsttherapie, Körpertherapie, Tanz-, und Musiktherapie und auch die Gestalttherapie.[229] Aber auch die tiefenpsychologische Traumarbeit fördert intuitive Erkenntnisse, solange der Traum nicht analytisch interpretiert wird. Die Sprache der Träume ist eine Bildsprache jenseits der Ratio. Das Verstehen dieser Sprache gelingt – wie auch schon C.G. Jung bemerkte – über das Gefühl, die Intuition.[230] Erwähnt werden muss im Kontext des holografischen Ansatzes auch die heute weit verbreitete Aufstellungsarbeit, die auf den mittlerweile hoch umstrittenen Bernd Hellinger zurückgeht. Die Aufstellungsarbeit ist keine Therapieform, wohl aber ein methodisches Interventionsinstrument. Bei der klassischen Familienaufstellung werden Personen stellvertretend für Familienmitglieder eines Klienten konstellativ im Raum gestellt, um aus einer dazu in Beziehung gesetzten Wahrnehmungsposition gewisse Muster innerhalb des Familiensystems zu erkennen. Die Aufstellung hat sich von der klassischen Familienaufstellung fortentwickelt zu neuen Formen der Aufstellung, etwa der systemischen Aufstellung, bei der individuelle Probleme oder auch Symptome als Fokus aufgestellt werden. Wer selber schon einmal eine solche Aufstellungsarbeit erlebt hat, staunt darüber, wie passgenau die Stellvertreter – oft sogar im Originalzitat – Aussagen der repräsentierten Personen wiedergeben. Dieses Erleben ist kein subjektives Einzelphänomen, sondern zeigt sich regelmäßig bei Aufstellungen.[231] Es werden Phänomene sichtbar, die mit Feldwissen problemlos

227 Baatz (2016)
228 Wilber (2001a), Witt (2008), Forman (2010)
229 Polster und Polster (2001, S. 22 ff.)
230 Franz u.a. (2102); Cassou (2015)
231 Daimler, Sparrer, Varga von Kibed (2007, S. 199)

erklärt werden können. Im Aufstellungsprozess entsteht ein „wissendes“ Feld, das ein inneres Lösungsstreben hervorbringt. Die Repräsentanten haben Zugang zu den wissenden Feldern des Systems.
Zusammenfassend ist mir wichtig festzuhalten, dass mit der Idee einer holografischen Therapie gerade nicht eine Festschreibung auf ein bestimmtes Therapiekonzept erfolgt, sondern Offenheit für alle Formen und Ideen der heute existierenden Therapieansätze besteht. Alle haben dasselbe Ziel, den Klienten auf seinem Weg zu unterstützen. Der Unterschied der holografischen Perspektive besteht vor allem in einem andern Weltkonzept. Im Folgenden möchte ich noch näher darauf eingehen, welche förderliche Rolle die Kunst dabei spielen kann.

3.2.2. Der holografische Ansatz in der Kunsttherapie

„In der Intensität des Schreibens, Malens, Denkens, Tanzens, wenn wir uns mit unserem Verstand, unserer Seele, unserem Körper und mit ganzem Herzen der Kreativität hingeben, verlieren wir uns selbst und werden in eine Ekstase emporgehoben, die unser Bewusstsein erweitert.

Elizabeth Deobold[232]

“Kreativität gestaltet die Zukunft gleich einer Gnade“, beschreibt Wallner die dem künstlerischen Schöpfungsakt innewohnende „gestaltende Wahrnehmung“.[233] Das Schöpferische und das Heilende bilden eine Einheit.[234] Der kunsttherapeutischen Arbeit mit ihrer bildhaften Sprache sind holografische Elemente immanent. Die Kunst ist so etwas wie eine Sehhilfe, die innere intuitive Erkenntnisse nach außen bringen und manifestieren kann. In der holografischen Kunsttherapie geht es vorrangig um eine Haltung und Weltsicht des Therapeuten, nicht um neue Tools und Anwendungsmodelle. „Der Mensch ist Körper mit all

232 Deobold (2017, S. 55)
233 Wallner (2016, S. 141)
234 So auch Franz, von (1979, S. 15)

seinen Sinnen, der Mensch ist auch Seele in all seiner Emotionalität und der Mensch ist auch Geist mit all seinem Denken und Verstehen und in seiner Spiritualität. Diese drei Aspekte stehen nicht nebeneinander, sondern sind eins, immer ganz, immer ineinander verzahnt und verwoben", beschreibt es der Kunsttherapeut Baer.[235] Die schöpferische Kraft des Kunstwerkes birgt eine überraschende Unbekannte in der Therapie. Es kann nicht vorweggenommen oder gar geplant werden. Etwas zeigt sich in einer bildhaften metaphorischen mit der Ratio oft nicht fassbaren Form. Die Beziehung zwischen Therapeuten und Klienten wird durch die Aufmerksamkeit auf das sich entwickelnde Werk auf eine andere Ebene gelenkt. Es ist „etwas" anwesend, das die therapeutische Beziehung erweitert, verändert und transzendiert.[236] Das Werk hat sein Eigendasein mit einer eigenen Bedeutung und Kraft. Therapeut und Klient beziehen sich auf es. Es entstehen resonante Beziehungen zum Werk, die der therapeutischen Arbeit dienen können.

Mit ihren therapeutisch initiierten künstlerischen Schöpfungsakten geht die Kunsttherapie in Resonanz mit den kreativen Prinzipien des Universums. Damit gewinnt sie im holografischen Weltbild noch mehr an Bedeutung und setzt sich weiter von anderen Therapiekonzepten ab. Die Kunsttherapie schafft es über die erschaffenen Werke im kunsttherapeutischen Prozess einer bisher in anderen Therapieansätzen eher vernachlässigten Form der Sprache gerecht zu werden, nämlich der intuitiven Bildersprache. Die Natur schafft künstlerisch, um es mit dem Anthroposophen Steiner zu beschreiben, und muss daher auch mit einem künstlerischen Blick angeschaut werden.[237]

235 Bear (2014, S. 304)
236 Sinapius, Nieman (2012)
237 Steiner (2012)

3.2.3.1. Kunsttherapeutische Richtungen

Die Sehnsucht nach resonanten Weltbeziehungen und die Verarbeitung von (oft extremen) Entfremdungserfahrungen bilden den Hauptantriebsmotor sowohl der künstlerischen Produktion als auch der Rezeption, so Rosa.[238] Mit diesem Berührtwerden durch die Kunst, sei es durch Rezipieren oder eigenes künstlerisches Aktivwerden, arbeitet die Kunsttherapie. Die Kunsttherapie im Allgemeinen ist für eine holografische Psychotherapie von ihrer Grundidee besonders gut geeignet, da sie mit den schöpferischen Prozessen und einer Bildsprache arbeitet, die Intuition fördern. Künstlerische Therapien beschreiben allerdings unterschiedliche Ansätze. Auch wenn die Wurzeln der Kunsttherapie auf die Psychoanalyse zurückgehen, so bringt sie doch keine eigene therapeutische Theorie mit.[239] Die Kunsttherapie hat viele Referenzrahmen.[240] Alle Ausprägungen der Kunsttherapie gemein ist die Idee einer professionell begleiteten Veränderung der Wahrnehmung zur Erweiterung der Sichtweisen des Klienten. Der methodische Ansatz und die Haltung des Kunsttherapeuten werden vornehmlich von der jeweiligen psychotherapeutischen Schule bestimmt. Allerdings passen sich die kunsttherapeutischen Richtungen nicht unmittelbar an bestehende psychotherapeutische Konzepte an, sondern schaffen eine interdisziplinäre Synergie aus Psychotherapie, Heilpädagogik und Kunst bzw. Kunstwissenschaften.[241] Grob zu unterscheiden sind in der Kunsttherapie vor allem rezeptive und projektive Verfahren von phänomenologischen und intermedialen Ansätzen, wobei dies in der Praxis kumulativ Anwendung finden. Sowohl das Erschaffen des Werkes als auch die Werkbetrachtung und bedeutungsorientierte Analyse bieten in der Kunsttherapie einen therapeutischen Ansatz.[242]

238 Rosa (2016, S. 484)
239 Schuster (2014)
240 Mechler- Schönach (2012)
241 Melcher-Schönach (2012, S. 23; Neumann 1991, S. 198)
242 Melcher-Schönach (2012)

3.2.3.1.1. Rezeptive Verfahren

Rezeptive Kunsttherapieverfahren setzen auf die heilende Wirkung der Betrachtung von Kunstwerken. Der Ansatz stellt den Eindruck des Wahrgenommen in den Vordergrund, der durch einen Impuls von außen kommt. Ein Gemälde etwa oder ein Musikstück schaffen Assoziationen und Resonanzen beim Klienten.[243]
Durch die metaphorische Erkenntnisgewinnung kann es zu sogenannten Aha-Erkenntnissen kommen, wenn die metaphorische Bildsprache beim Rezipienten auf ein Thema stößt, dass der Bedeutung entspricht.[244]
„Symbolische Bilder sind mehr als bloße Gegebenheiten; sie sind unabdingbare Samen, lebendige Träger von Möglichkeiten", beschreibt es Ronnberg.[245]
„Werke, die von großen Künstlern geschaffen wurden, haben die Kraft, tief liegende emotionale Reaktionen auszulösen."[246] Durch die symbolisch vielschichtigen Werke kommt der Betrachter in Kontakt mit seinem Unbewussten und dadurch bedingt oft zu spontanen Erlebnissen.[247]
Schuster schreibt großen Kunstwerken sogar eine spirituelle Erfahrungsebene zu, wenn er konstatiert: „Der Gott Kunstwerk ermöglicht dabei die Stimmung der Anbetung, das Ergriffensein von Übersinnlichem".[248]
Aus holografischer Sicht geht der Rezipient beim Betrachten des Werkes in Kontakt mit dem Feld des Kunstwerks und findet so Zugang und Resonanz zu den ihn berührenden Themen.

243 Lumma u.a. (2009)
244 Brandstätter (2013)
245 Ronnberg (2015, S. 6)
246 Schuster (2014, S. 91)
247 Ratcliffe (1977, S. 29)
248 Schuster (2008, S. 13)

3.2.3.1.2. Projektive Verfahren

"Art is to console those who are broken by life."

Vincent Van Gogh

Projektive Verfahren arbeiten auf einer interpretativen bzw. assoziativen Bedeutungsebene in Bezug auf das Werk. Die künstlerische Aufgabenstellung ist regelmäßig auf das Anliegen bzw. Problem des Klienten fokussiert und die Analyse des Werkes folgt über bekannte Erklärungs- bzw. Deutungsmuster, die vom Therapeuten vorgenommen werden.[249] Etwa der auf Koch zurückgehende Baumtest[250] oder das Malen der Familie in Tieren nach Brem-Gläser[251] arbeiten mit solchen Deutungsformen, die nach bekannten Denkschablonen kategorisieren. In diesem Zusammenhang soll auch der 1921 von Rorschach[252] entwickelte „Tintenklecks-Test" Erwähnung finden. Projektive Verfahren bergen die Gefahr, dass Interpretationen und Anmerkungen des Psychotherapeuten durch seine subjektiven Eindrücke und Werturteile beeinflusst werden. Vergangenheitsgeleitete vermeintlich allgemeingültige Deutungsmuster bestimmen oft die Interpretation der Werke. Der Kritik von Billmann-Mahecha ist insoweit nichts hinzuzufügen; sie merkt an: „auch wenn es selbstverständlich erscheinen mag, so muss aufgrund manch anmutender Interpretationen von Zeichnungen, die wir gelegentlich in der Literatur finden, darauf hingewiesen werden, dass vom Eindruck des Betrachtenden, der sich auf je eigene alltagskulturelle oder theoretische Signifikationssysteme bezieht, nicht unmittelbar auf die Intention des Zeichnenden geschlossen werden kann."[253]

Auch Symbole und Metaphern sind vornehmlich rezeptionsästhetischer Natur. Der Betrachter bzw. betrachtende Therapeut meint Bedeutungen zu erkennen, die mit dem bewusst oder unbewusst intendierten Sinngehalt

249 Beispiel aus der Literatur: Seidel (2007)
250 Koch (1957); auch Zöller (2004), Schuster (2014)
251 Brem-Gräser (2011)
252 Rorschach (1921)
253 Billmann-Mehecha (2010, S. 25)

des Malers nichts zu tun haben müssen.[254] Jenseits festgeschriebener Bedeutungsmuster können im therapeutischen Kontext Kunstwerke aber zum freien Assoziieren anregen und ermutigen. Bestenfalls deutet nicht der Therapeut, sondern die Klienten selbst die symbolische bzw. metaphorische Sprache des Werkes assoziativ.[255] Ein Symbol schließt nicht aus, sondern ein. Anders als Worte, begrenzt es nicht. Freies Assoziieren stellt dabei den Bezug zur Imagination und Intuition her, während ein Interpretieren eher die kognitiven Denkprozesse fordert. Die Imagination und Assoziation beinhaltet eine Rückbesinnung auf die Bilderwelt der Seele und zwar ohne großen Erklärungsaufwand.[256] Dennoch birgt die Deutungsebene von therapeutischen Kunstwerken stets die Gefahr, dass alte rational gesuchte Erklärungsmuster sich interpretierend in den Vordergrund spielen. Das wertfreie Assoziieren ist aus holografischer Sicht dennoch gut geeignet, um intuitive Prozesse und damit Erkenntnisse zu fördern. Denn die Betrachter gehen in intuitive Resonanz mit dem Kunstwerk. Soweit etwa solche Resonanzen des Therapeuten dem Klienten offenbart werden, kann und sollte dies mit dem Hinweis erfolgen, dass diese Bedeutung eine subjektive Resonanz ist, die für den Klienten nicht stimmen muss. Das Phänomen der Resonanz besteht gerade darin, dass sich etwas zeigt, was bei dem einen Betrachter mitschwingt, bei dem anderen eventuell aber auch nicht. Oft schwingen dennoch gemeinsame Themen von Klient, Therapeut oder in Gruppenprozessen von anderen Teilnehmern mit, von denen der Klient profitieren kann.

254 Billmann-Mehecha (2010)

255 Schuster (2014): etwa Rogers Gesprächstherapie im Sinne eines nichtdirektiven Umgangs mit bildnerischen Gestaltungen in der Kunsttherapie

256 Picard (2014)

3.2.3.1.3. Phänomenologisch intermedial orientierte Verfahren

Der 1903 geborene Kunst- und Gestaltwissenschaftler Arnheim mahnte schon früh an, zunächst die „allgemeinen Struktureigenschaften im Bild zu erfassen“,[257] um aus der zugrunde liegenden „invarianten Form, die nach Art der phänomenologischen Reduktion, einer Weise der Bedeutungsreduzierung, das Unwesentliche ausklammert, auf das visuell Wahrnehmbare zu schließen“, um sich erst dann dem Inhaltlichen zuzuwenden.[258] Phänomenologisch orientierte Therapien fokussieren in Abgrenzung zu den projektiven Verfahren auf die prozesshafte Entstehungsebene im künstlerischen Tun und die ästhetischen Wahrnehmung des geschaffenen Werks.[259] Eberhart und Knill fassen die Werk- und Ressourcenorientierung des Ansatzes als eine „phänomenologische Haltung“ auf.[260] Die kreativen Medien werden eingesetzt, um den ästhetischen Veränderungsprozess therapeutisch zu begleiten.[261] Phänomenologische Ansätze stellen „die Erfahrungen, die Patient und Therapeut miteinander teilen und die der Gegenwärtigkeit des gemeinsamen Erleben angehören, in den Mittelpunkt der therapeutischen Praxis.“[262] Die amerikanischen Kunsttherapeutin Rhyne beschreibt es so:

„Wir beziehen uns (…) meistens auf die Repräsentanzen, wie sie sich im nonverbalen Medium erschaffen haben. Das heißt, das konkrete Artefakt ist unter uns präsent; seine Präsenz gestattet es uns, die unmittelbare Wahrnehmung bewusster zu erleben und zu äußern. Wir brauchen uns nicht im Abstrakten über Konfiguration, Figur und Hintergrund, Dynamik, Kontakt-Grenzen, Kohärenz und Fragmentierung zu unterhalten; wir sprechen vielmehr von diesen Phänomenen, und zwar im Akt des Wahrnehmens und Gewahrwerdens dessen, was offensichtlich

257 Arnheim (2000, 37 ff.)
258 Arnheim (2000, 248 ff.)
259 Eberhart & Knill (2010); Sinapius (2010)
260 Eberhart & Knill (2010, S. 27)
261 Eberhart & Knill (2010, S. 167 ff.); Sinapius (2010)
262 Sinapius (2010, S. 119)

vorhanden ist. Wenn wir uns auch nicht allzu sicher sein können, wie unmittelbar der figurative Inhalt der expressiven Form die Gedanken und Handlungen des Bildners abbildet, so nehmen wir doch sicher an, dass die menschengemachte Form in ihrer Struktur Ähnlichkeiten mit dem menschlichen Verhalten aufweist."[263]

Der intermediale Ansatz bezieht dazu verschiedene künstlerische Medien wie Musik, Tanz, Poesie, bildende Kunst ein und bezieht sie aufeinander, so dass alle kreativen Sinnesausdrücke in den kunsttherapeutischen Prozess einbezogen werden.[264] Das künstlerische Schaffen wird im Sinne einer Dezentrierung genutzt, die einer Distanzierung vom Problem des Klienten hin zur Hinwendung einer gestalterisch-künstlerischen Tätigkeit dient.[265] Das Sich-Einlassen auf künstlerisches Tun dient nicht – wie bei den vorab dargestellten kunsttherapeutischen Ansätzen – der Inszenierung von Anliegen, die zuvor in der Therapiesitzung zur Sprache gekommen sind, sondern bringt „etwas ganz anderes" in die Therapie. [266] Dies ermöglicht eine neue Erfahrung in Bezug auf das eigene Erleben, die anschließend zum eigentlichen Anliegen rückbezogen werden kann. Der Prozess des künstlerischen Schaffens hilft dem Klienten aus der Enge der eigentlichen Problematik.[267] Das Problem wird für die Zeit des künstlerischen Tuns „beiseitegelegt". Durch das Loslassen einengender Sichtweisen und Denkmuster während der Dezentrierung, erfährt der Klient eine neue Wirklichkeit jenseits seiner Probleme.[268]

Durch das Fokussieren auf den Moment werden intuitive Prozesse eingeleitet, die spontane, innovative Erkenntnisse liefern. Auch der Therapeut verlässt die Problemfokussierung. Eberhardt bezeichnet die therapeutische Beziehung im Prozess als „begnadeten Augenblick" und weist damit auch auf eine spirituelle Bedeutung hin.[269] Eine solche kunsttherapeutische Herangehensweise fördert ein offenes, wertfreies und intuitives Arbeiten.

263 Rhyne (2010, S. 190)
264 Brandstätter (2013)
265 Knill, Eberhardt (2010)
266 Knill, Eberhardt (2010, S. 34)
267 Zur Gestaltung siehe auch Titze (2012)
268 Eberhart & Knill (2010, S. 45)
269 Eberhart & Knill (2010, S. 60)

Die ästhetische Sinneswahrnehmung des geschaffenen Werkes schafft jenseits alter Denkkonstruktionen eine ursprüngliche Verbindung des Menschen zur Welt, indem sie vor einem gedanklichen Begreifen und Deuten des Werkes steht.[270] Der Klient beschreibt was er sieht, analysiert es aber nicht.

„Der künstlerische Ausdruck ist körperlich-sinnlich, immer aber auch imaginativ zu verstehen" so Eberhart und Knill.[271] In diesen Momenten des Entdeckens kann sich wirklich Neues zeigen. Förderlich ist dabei die Synästhesie der Sinne durch die Einbeziehung verschiedener Künste. Auch unsere Alltagswahrnehmung und Wirklichkeit vollzieht sich intermedial, so dass diese Verbindung und Synergie der Sinnesausdrücke für den Zugang zur Intuition besonders förderlich ist.[272] „Über die Kunst kann die Synästhesie allen Menschen zugänglich sein", so Wallner.[273] Sie führt weiter aus:
„Leben bedeutet, eine Art Gefäß für diese Wahrnehmung zu bauen, um diese wiederum zu reflektieren. Dies führt jeder nach seiner Ordnung aus. Neben dieser sehr subjektiven Wahrnehmung existieren Punkte, über die sozusagen alle Menschen verknüpft sind: Über das Zusammenspiel der Sinne ergibt sich eine Ästhetik, die der Struktur des Nervensystems gleicht. Darüber sind alle vernetzt. Wir stimulieren uns gegenseitig und setzen dabei Impulse frei, die wiederum unsere Umgebung beeinflussen. Alle menschlichen Sinne können im Zusammenspiel ganz kleine oder ganz große Bilderwelten erschaffen.
Über das Zusammenspiel von mehreren unserer Sinne entsteht die synästhetische Wahrnehmung."[274]
Diese Synästhesie verhilft zu komplexerem, vernetztem intuitiv geleitetem Erleben.

270 Jahn (2015)
271 Eberhat, Knill (2010, S. 214)
272 Zum Begriff: Wallner (2016, S. 16)
273 Wallner (2016, S. 23)
274 Wallner (2016, S. 23)

3.2.2.2. Grundannahmen der holografischen Kunsttherapie

„Kunst gibt nicht das Sichtbare wieder, sondern Kunst macht sichtbar“

Paul Klee

Die Kunsttherapie schafft Bedingungen, die die intuitive Erkenntnisgewinnung besonders fördern. Ihre Stärke ist die Mehrdeutigkeit.[275] Sie lässt im phänomenologisch intermedial orientierten Ansatz das eigentliche Problem bzw. Symptom im Hintergrund und fokussiert stattdessen auf den schöpferischen Prozess.[276] So kann sich etwas zeigen, das gesehen werden will. Der intermediale Ansatz in der Kunsttherapie fördert die intuitive Erkenntnisgewinnung, da im künstlerischen Prozess alle Wahrnehmungsebenen angesprochen und verwoben werden. Auch unsere Alltagswahrnehmung und Wirklichkeit ist intermedial, so dass diese Synästhesie der Sinne für den Zugang zur Intuition besonders förderlich ist. „Der Bezug auf das innere Archiv der persönlichen und kollektiven Bilder, sei dieser nun bewusst, träumend oder unbewusst, ist dialogischer Natur und zwar sowohl im intrapsychischen Dialog als auch im Kontakt mit der personalen und nichtpersonalen Außenwelt.“[277] Auch das freie Assoziieren, das mehr auf die metaphorische Deutungsebene des Werkes zielt, setzt eine intuitive Wahrnehmung frei, wie gezeigt wurde. Die Bildmotive wandeln sich vom Abbild zum symbolischen Bedeutungsträger.[278] Das Kunstwerk kann nach dem Gesagten im Kontext des holografischen Ansatzes auch als Resonanzphänomen zu Wissensfeldern verstanden werden, die sich insbesondere bei intuitiven Prozessen zeigen. Diesem Gedanken folgend, soll im Weiteren der Zugang zu diesem Weltanschauungskonstrukt nochmals verfestigt werden.

275 So auch Menzen (2017, S. 152)
276 Jahn (2015)
277 Schink[19.01.2016, S. 3]
278 Schink[19.01.2016]

3.2.2.2.1. Die Bedeutung der Bildentstehung und Bildbetrachtung

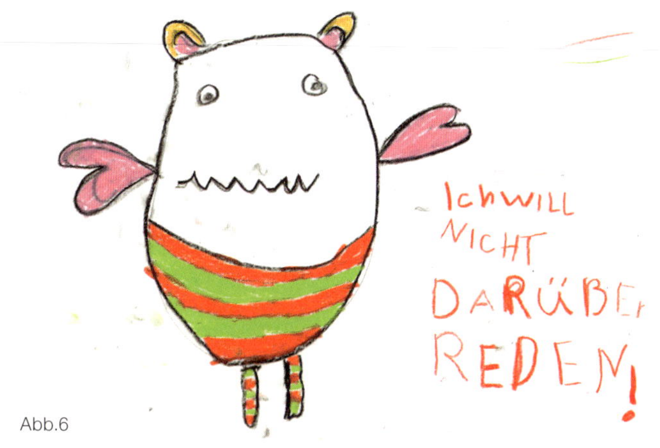

Mädchen, 13 Jahre

Das Bild ist ein „offenbares Geheimnis“, das zugleich „Verhüllung und Enthüllung ist, Präsenz und Diffusion, Sichtbarkeit und Unfassbarkeit“, konstatiert Schink.[279] Der Prozess der Bildentstehung und Betrachtung in der Kunsttherapie „verbindet Bewusstes und Unbewusstes, Emotion und Kognition, Vorstellung und Verhalten, Aktualität und Ursprung.“[280] Dabei kann der Kunsttherapeut mit dem Klienten auf unterschiedliche Aspekte fokussieren, wie die phänomenologisch orientierte ästhetische Analyse, das freie Assoziieren, die themengeleitete Besprechung des entstandenen Werkes oder auch das künstlerische Erforschen etwa durch eine „künstlerische Antwort“ auf das Werk. Für die holografische Idee der Kunsttherapie ist jede Form der Förderung der Intuition bedeutend. Künstlerische Prozesse führen zu Trancezuständen, die eine Eingangstür für intuitive Erkenntnisse schaffen.[281] „Das entstehende Bild wird

279 Schink (2016)
280 Schink (2016), Cassou (2015)
281 Schuster (2014)

zu einer Art Partner, mit dem ein intensiver Gefühlsaustausch möglich ist. Das Bild ist einerseits ein erweitertes Selbst-Objekt, es ist aber auch ein Gegenüber, das während des Malprozesses selbständig Leben gewinnt."[282]

3.2.2.2.2. Raum für „Mehr"

Der Begriff „Bild" (bilidi) bedeutet entstehungsgeschichtlich „überall ungewöhnliche Kraft", „Wunderzeichen" oder auch „Wunderkraft".[283] Im Raum zwischen Therapeuten, Klienten und Werk gibt es einen neuen leeren Raum, ein „Nichts", in dem etwas ganz Neues entstehen kann durch den Augenblick der Leere. Sinapius nennt es „das Dritte", eine nicht fassbare Größe, die sich im Moment des Erscheinens zeigt und sich einer diskursiven Analyse entzieht.[284] Auch hier klingt eine fast spirituelle Dimension an. Denn die vielleicht als Schwingung zu bezeichnende Verbindung zwischen Klienten, Therapeuten und Werk ist etwas Höheres, Transzendiertes, ein Mehr. „Am Nullpunkt ist alles möglich. Point Zero ist der Boden, aus dem reine Kreativität erwächst. Er ist der Ort der Empfänglichkeit mit seinem Momentum und seiner Ordnung. Er ist ein Ort ohne Störung, der Hintergrund von allem, was ist. Der Nullpunkt ist die Zeit zwischen zwei Gedanken, der Raum zwischen zwei Atemzügen, ein Ort der Ruhe ohne Bewegung, an dem der Geist still ist. Ein Ort der schwanger ist mit Möglichkeiten."[285] Genau diese Zwischenräume schaffen den Übergang von veralteten Sinneskonstruktionen zu neuen Bedeutungsfindungen.[286] Dieser Raum gleicht einer „undifferenzierten Matrix"[287], in dem noch alles undifferenziert und

282 Schuster (2014, S. 42)
283 Schink (2016)
284 Sinapius (2013, S. 108), Sinapius, Niemann (2011)
285 Cassou (2015), S. 30
286 Jahn, Sinapius (2015)
287 Der Begriff stammt von Hartmann, der damit den Beginn der menschlichen Psyche beschreibt, aus der sich Strukturen und Differenzierungen herausbilden. Hartmann (1975)

im Entstehen ist. Aus holografischer Sicht ist davon auszugehen, dass sich im Zwischenraum, dem Nullpunkt, im Werk eine Feldinformation manifestiert. „Jeder Gestaltung wohnt ein Mitteilungswunsch inne. Sie ist ein eigenständiges Produkt mit Eigenleben, Ausstrahlung und Ansprüchen im Beziehungsfeld zwischen Therapeut und Patient.“[288] Das geschaffene Werk ist keine Manifestation eines Problems des Klienten, das analysiert werden muss. Vielmehr fungiert das Werk als ein Bote, der mit den am künstlerischen Prozess Beteiligten in einen reflexiven Dialog treten will.[289] Das künstlerische Handeln schafft jedenfalls eine Brücke zwischen unbewussten virtuellen Welten und der dreidimensionalen Realität im Werk.[290] Die ästhetische Wahrnehmung des geschaffenen Werkes lässt es in seiner Fülle lebendig werden und einfach nur sein. Dies verlangt die Fähigkeit im Augenblick zu sein.[291] Diese Form der Wahrnehmung, so Seel, ist „eine radikale Form des Aufenthalts im Hier und Jetzt“.[292] Innere Not und Bedrängnis stören diesen Zugang.[293] Um sich dem Lebendigen zu nähern, so Bergson, muss das Bewusstsein wieder eine diffuse „sofort zerrinnende Anschauung“ der eigenen Lebenskräfte zulassen.[294] Hierbei sind eine ästhetische Wahrnehmung und eine absichtslose künstlerische Gesinnung hilfreich. „Im Dazwischen entsteht die Energie, die das Denken in Bewegung hält und immer wieder zu neuen Erkenntnissen anregt.“[295]

288 Titze (2012)
289 Ähnlich auch Eberhart & Knill (2010, S. 50)
290 Eberhart und Knill (2010, S. 43)
291 Seel (2003, S. 44)
292 Seel (2003, S. 63)
293 So auch Rosa (2016) im Zusammenhang mit Resonanzphänomenen
294 Bergson (1991, S. 204)
295 Brandstätter (2013, S. 145)

3.2.2.2.3. Das Werk als universelle metaphorische Sprache

Wir können zwei Formen des Wahrnehmens und Denkens unterscheiden. Zum einen der analytisch-sequenzielle (rational), zum anderen der fühlend-intuitive (holografische) Wahrnehmungsmodus. Beim analytischen Denken trennen wir (anscheinend) Wichtiges von Unwichtigem, fokussieren, filtern, analysieren und steuern Objekte unserer Wahrnehmung. Beim fühlenden Wahrnehmen defokussieren wir und lenken die Aufmerksamkeit auf den Kontext.[296] Informationen werden in einem vorbewussten, intuitivem oder bildhaftem Wissen wahrgenommen. Der künstlerische Ausdruck kann insofern als eine Form der Sprache verstanden werden. „Die Bilder allein wirken; sie tragen in sich die Magie der Verwandlung", beschreibt es Dahlke.[297] Heinrichs versteht die Kunst als Meta-Sprache, die sprechende Wesen voraussetzt, die „jedoch in einem höher reflektierten Ausdruckshandeln über die normale Sprache hinausgehen und sich eine eigene Syntax, einen je eigenen Verweisungszusammenhang von Zeichen schaffen".[298] Das Werk ist Ausdruck einer holografischen Bildsprache, wie wir sie auch aus Träumen kennen, die oft schwer mit dem Verstand zu beschreiben und zu fassen ist. „So wird das Leben wahrnehmbar durch innere Bilder, die sich fragmentarisch in Metaphern und Symbolen wiederfinden", beschreibt es Wallner.[299]

Die innere Erzeugung von Bildern und der Umgang mit ihnen sind, so Schink, für jeden Menschen als eine schöpferische Leistung eine alltägliche Realität.[300] Mit anderen Worten, jeder Mensch erlebt und sieht innere Bilder. Das Bilderleben ist ein Teil des Menschseins. Die Verarbeitung der inneren Bilder ist für den Menschen von existenzieller Bedeutung. „Selbst die moderne Medizin findet alltäglich wieder Zugang zur Heilkraft innerer Bilder, die der alten Priestermedizin immer

296 Dazu auch Trappmann (2018)
297 Dahlke (2010 a, S. 107)
298 Heinrichs (2015, S. 66)
299 Wallner (2016, S. 23)
300 Schink (2016)

vertraut war“, so Dahlke.[301] Menschen imaginieren aber nicht nur in Bildern, sondern etwa auch in Klängen, Bewegungen, inneren Filmen.[302] Die „Offenheit der ästhetischen Sprache“ schafft einen unmittelbaren persönlichen Ausdruck im schöpferischen Prozess und misst diesem eine metaphorische Bedeutung bei.[303] Die metaphorische Bedeutung dieser Sprache zu erfassen ohne in die Interpretation zu verfallen, ist die herausfordernde Aufgabe bei der Bildauswertung. Die Beschäftigung mit Kunst beinhaltet eine ganzheitliche Wahrnehmung, die auch eine Ebene beinhaltet, die direkt unseren Körper anspricht und einbezieht.[304] Die Werke der Kunst spiegeln eine universelle Sprache, die unabhängig von Wortsprachen und Kulturen verstanden wird. Die Kunst ist eine präkognitive Sprache[305], die einen Impuls aus der Zukunft bringt. Im Moment zischen Vergangenheit und Zukunft, im Augenblick, im geöffneten Raum, kann etwas Neues und Unbekanntes entstehen. Das Werk in der Kunst spricht eine metaphorische Sprache, die mit sprachlichen Bildern eine synchronisierende Verbindung sucht.[306] Die Metapher geht als „erkenntnistheoretische Figur“ jeder Art von Versprachlichung voraus.[307] Die Macht der Metapher ist so subtil, „dass wir kaum bemerken, wie sehr diese unser Denken beeinflussen“.[308] Kunstwerke können, so Brandstätter, „die Konstruktion metaphorischer Bedeutungen anregen – das heißt: der Rezipient ist aufgefordert, das was er sieht, hört oder liest, in ein Netz von Gedanken und Erfahrungen zu integrieren“.[309] Durch die metaphorische Erkenntnisgewinnung kann es zu sogenannten Aha-Erkenntnissen kommen, wenn die metaphorische Bildsprache beim Rezipienten auf ein Thema stößt, dass der Bedeutung entspricht.[310] „Die primäre Funktion der Metapher ist die, uns zu ermöglichen, dass wir eine Art der Erfahrung von einer anderen Art der Erfahrung her

301 Dahlke (2011, S. 10)
302 Eberhat und Knill (2010, S. 162)
303 Richter (2011, S. 83 ff.)
304 Brandstätter (2013, S. 77)
305 Darly (2011) ; kritisch, Dösser (2016)
306 Picard (2014, S. 173)
307 Brandstätter (2013, S. 40), Isetr&Rentel (2000)
308 DiSalvo (2016, S. 180)
309 Brandstätter (2013, S. 42)
310 Brandstätter (2013)

partiell verstehen."[311] „Metaphorische Erkenntnis bedeutet, dass in der Auseinandersetzung mit konkret-sinnlichem Material Ketten von Bedeutungen generiert werden, die über Ähnlichkeiten miteinander verknüpft sind: Ähnliches zwischen Forum und Inhalt, zwischen Zeichen und Bezeichnetem, zwischen verschiedenen Parametern von Zeichen, zwischen verschiedenen Deutungs- und Bedeutungsebenen von Phänomenen. Metaphorische Erkenntnis versteht sich grundsätzlich als ein offene Erkenntnis, da Ähnlichkeiten immer wieder neu entdeckt und konstruiert werden können.", so Brandstätter.[312]

3.2.2.2.4. Das Werk als sinnlich leibliche Erfahrung

Die Erschaffung eines Kunstwerkes, etwa in der Gestaltung eines Bildes oder einer Skulptur ist ein leiblicher Akt. „Die Hand führt den Pinsel, die Augen schweifen hin nun her, der Rücken spannt sich, der Atem wird erst flach, dann schneller und vor Erregung kräftiger", beschreibt es der Kunsttherapeut Baer.[313] Das Werk selbst in seiner Erscheinung ist eine Manifestation, die den Beteiligten etwas oft überraschend Neues offenbart. Neben der bereits dargestellten Symbolkraft geschaffener Werke als (universelle) Bildsprache, ermöglicht das geschaffene Werk selbst ebenfalls eine sinnlich-körperliche Erfahrung, die den gesamten Leib des Klienten bzw. Therapeuten mit einbezieht. „Die große Ordnung aller Sinnesgebiete reicht vom tastenden Existenzsinn über die Wahrnehmung von Vitalität (also Leben), Farbe, Form, Bewegung, musikalischen Ton, Gestalt, bis hin zum Wort mit seinen zwei Seiten, dem Laut und dem Begriff."[314] Die ästhetische Sinnesfülle entfaltet damit auch auf einer leiblichen Ebene ihre Wirkung. Nach Petersen kann es dabei auch zu einer unmittelbaren Wirkung auf der inneren Körperebene der Organe kommen, die vom Klienten gar nicht bewusst wahrnehmbar ist.[315]

311 Lakoff, Johnson (1998, S. 7)
312 Brandstätter (2013, S. 42- 43)
313 Baer, 2012, S. 305)
314 Petersen (1990, S. 132)

3.2.3. Resümee

„Habe Geduld, alles ist schwierig, bevor es leicht wird."

Saadî, persischer Dichter

Die Kunsttherapie liefert wertvolle Ansatzpunkte für eine holografische Arbeitsweise in Therapie und Beratung. „Jedes Bild nähert gegensätzliche, indifferente oder weit voneinander entfernte Wirklichkeiten einander an oder vereint sie. Das heißt, es unterwirft die Vielfalt des Wirklichen der Einheit."[316] Ein Kunstwerk komprimiert die Vielfalt, auch Widersprüchliches in einen bildnerischen Ausdruck. Therapeut und Klient fokussieren auf den schöpferischen Prozess und das künstlerische Werk, sowohl auf einer leiblichen wie zugleich auf einer bildlich-seelischen Ebene. Dieses schafft Raum für neue Sichtweisen und innovative Impulse, die die vergangenheitsorientierte und erfahrungsbasierte Ratio nicht denken kann. „Es sind besondere und zusätzliche Chancen des Ausdrucks, der Kommunikation, der Wahrnehmung, der Form- und Symbolbildung und des symbolischen Handelns, der Erkenntnis und insbesondere der Aktivierung von Ressourcen.", so Mechler-Schönach.[317] Das Werk „spricht" in einer universellen Bildsprache, die auch unmittelbar leiblich erfahren wird und wird damit zum Sprachrohr der Intuition. Insbesondere im intermedialen künstlerischen Prozess werden verschiedene Wahrnehmungsebenen angesprochen und synästhetisch verwoben. Diese Synergie der Sinne öffnet weitere Möglichkeiten. Akzeptiert man die Idee von universellen Wissensfeldern, so kann der Geist in Resonanz gehen, sich im schöpferischen Prozess als Sprachkanal ausdrücken und im Kunstwerk manifestieren.

315 Petersen (1990)
316 Paz (1983, S. 125)
317 Mechler-Schönach (2012, S. 24)

4. Der innere Heiler

„Was wir tun können ist, dem Arzt, der in uns wohnt, eine Gelegenheit zur Wirkung zu geben."

Albert Schweitzer

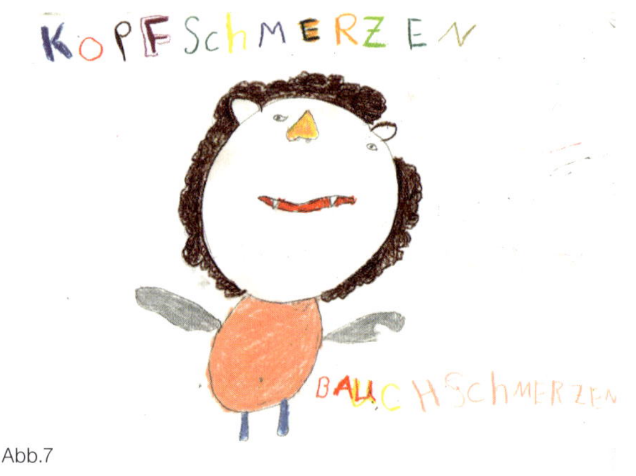

Abb.7

Mädchen, 13 Jahre

Jenseits von Beratung, Coaching und therapeutischer Begleitung ist das absichtslose künstlerische Schaffen für sich ein Schlüssel für den Kontakt zum inneren Heiler, jener Instanz, die neue Wege aufzeigt und Selbstheilungskräfte mobilisiert. Der Biologe Rupert Sheldrake betrachtet die Spiegelneuronen als eine Art „Zweithirn", mit dem Informationen im Quantenfeld ausgetauscht werden. Er konstatiert, dass der Intuition immer eine Art von Verbundenheit mit einem höheren Bewusstsein zugrunde liege. Das durch die Intuition vermittelte „innere Wissen" entspringt diesem höheren Selbst.[318]

318 Shedrake (2010)

Durch künstlerische Prozesse nehmen wir intuitiv Kontakt auf zu diesem höheren Selbst. Die Künstlerin Marina Abromovic beschreibt diesen Kontakt zu einer höheren Ebene des Bewusstseins im Schmerz: „Schmerz ist für mich eine Tür zu einer höheren Bewusstseinsebene, wo das Innere zu leuchten beginnt. Befreiung kommt, wenn man sich aufgibt und merkt: Es geht ja doch weiter.“ [319] Diese Hingabe bzw. Aufgabe verhilft dem inneren Arzt zur Wirkung. Hein äußert dazu anschaulich: „Der innere Heiler, oder oft benannt als Medicus internus (der innere Arzt) scheint, physikalisch gesehen, so etwas zu sein wie ein eingebauter Resonanzdetektor, der sensibel auf die Wahrnehmung von körperlichen, emotionalen und seelischen Unstimmigkeiten ausgerichtet ist. Seine Fähigkeit innere Differenzen und Dissonanzen zu balancieren und in harmonisierende und korrigierende Impulse zu verwandeln nutzt eine geniale Hyperintelligenz. Der physiologische Hintergrund dieser Fähigkeit speist sich aus all den Anteilen in unserem Nervensystem die mit dem evolutionären und archaischen Urwissen unserer Körperinformation verbunden sind. Die Kunst ist es genau das wahrnehmbar und zugänglich zu machen. Der Zugang gelingt über das Training der Intuition und die Übersetzung der inneren Wahrnehmungen in Bilder von Gestalten, die sehr oft mythischen Charakter haben, also eine Verbindung zum kollektiven Unbewussten herstellen. Mittlerweile gibt es eine wissenschaftliche Betrachtung von zwei Grundformen des Denkens, das schnelle und das langsame. Das schnelle entspricht der intuitiven holografischen instantanen Wahrnehmung, das langsame eher der dem logisch sequenziellen. Der innere Heiler ist eine Funktion der instantanen Wahrnehmung der individuellen Realitäten mit der Chance die verzerrenden und krankmachenden Schwingungsmuster zu identifizieren und zu verändern.“ [320]

319 Rosmann (2017, S. 43)
320 Hein, in einem schriftlichen Austausch mit der Autorin

5. Das Synergiemodell oder die fünf Intelligenzen

Wenn alles Bewusstsein ist, dann kann dir auch alles bewusst sein.

Hans Hein[321]

Das Synergiemodell von Hein[322], das Ausdruck eines ganzheitlichen holografischen Beratungs- und Therapieansatzes ist, dient als Grundlage für einige nachfolgende Tools und soll daher im Folgenden näher dargestellt werden.[323]

Das Synergiemodell unterstützt in seiner komplexen Simplifikation die Wahrnehmungsfähigkeit für intelligente Feldinfromationen. Das Modell erklärt, welche unterschiedlichen sichtbaren und nicht sichtbaren Kräfte in Systemen wirken. Systeme beziehen sich auf den Mikro- wie Makrokosmos und können Individuen ebenso wie Teams, Unternehmen, Gesellschaften und ganze Kulturen beschreiben. Kernstück des Synergiemodells ist das Tetraedermodell der Intelligenzen als Basisfunktion aller Systeme, das ich nun folgend erläutere.

5.1.1. Grundannahmen des Synergiemodells

Hein beschreibt drei Grundannahmen für sein Synergiemodell.[324] Zunächst geht auch Hein davon aus, dass intelligente Felder mit unserer Wirklichkeit interagieren.[325] Diese Felder können vom Individuum holografisch wahrgenommen werden (a). Dazu konstatiert er eine Weiterentwicklung des Gehirns in den virtuellen Raum (b).

Um die Systemkräfte zu beschreiben, reduziert Hein jedes System auf die Grundstruktur eines Tetraeders, einem der fünf platonischen Körper

321 Hein (2000a)
322 Hein (2000a)
323 Dazu auch Heller (2016), Beck (2016)
324 Hein (2000a)
325 Zur Feldtheorie siehe unter 3.1.1

der Geometrie, wie er in Abbildung 8 dargestellt ist. Die fünf Punkte des Tetraeders wirken durch fünf Intelligenzen (c). Diese Kräfte treten in Resonanz mit dem individuellen System des Menschen.

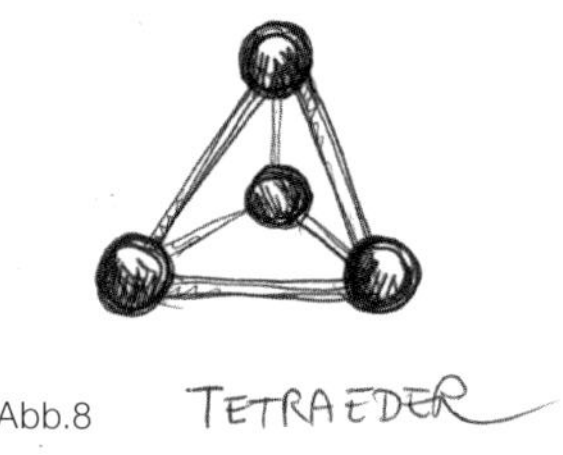

Abb.8 TETRAEDER

5.1.1.1. Memetische Felder

Das, was in der dreidimensionalen Realität sichtbar und erlebbar wird, ist eine Manifestation nicht-sichtbarer, intelligenter Felder, die als virtuelle Informationssysteme dienen, so Hein.[326] Die wechselwirkenden Felder zeigen sich etwa in der Umgebung, in der jemand lebt, in typischen Verhaltensweisen der Person, in Vorlieben oder auch in künstlerischen Werken, um nur einige Beispiele zu nennen. Diese intelligenten Felder nennt Hein Meme. Die Meme verwirklichen und verbreiten ihre Absichten unter Nutzung anderer sichtbarer und nicht sichtbarer Ressourcen, die wir in der dreidimensionalen Realität als Ereignisse interpretieren. Der Geist steuert die Materie, indem die Struktur des Feldes in unserer Wirklichkeit gespiegelt wird und sich dort etwa als Verhalten oder Gefühl, aber auch als psychische Störung, Trauma oder eben als etwas zeigt, was das Leben des Menschen und das seiner Umwelt kennzeichnet. Die nicht-sichtbaren Felder dirigieren mithin alle Verhaltensweisen des Menschen. Sie sind ein beherrschendes Muster, das uns leitet. Hein stellt fest, dass ein Mem auf den Geist wirkt, wie ein Gen auf den Körper.[327] Zwischen materieller Welt und Memen besteht eine Wechselwirkung, nicht nur die Meme wirken auf das Individuum, sondern auch vice versa. Sich wiederholende Muster

326 Hein (2000a); siehe auch dazu Feldtheorie)
327 Hein (2000a); so auch Blackmore (2000).Brodis (2004), S. 55 ff.

wie etwa Gewohnheiten und Alltagsroutine, Gedanken und Verhaltensweisen aber auch psychische Beeinträchtigungen bilden neue neuronale automatische Muster (NAM).[328] Auch der Biologe Sheldrake beschreibt die Feldwirkung in der Natur wie eine Art „kumulatives Gedächtnis“, das wie „einschleifende Gewohnheiten“ wirkt und sich verstärkt.[329] Hingegen verändern neu entstehende Gestaltungsmuster und Verhaltensweisen das Feld. Auch bewusst herbeigeführte Wandlungsprozesse wirken auf die Felder ein und verändern diese, was in der Therapie nutzbar gemacht werden kann.

5.1.1.2. Spirale der Neuroevolution des Gehirns

Hein konstatiert eine Weiterentwicklung des Gehirns in den virtuellen Raum. Mit der spiralförmigen Neuroevolution beschreibt Hein[330], dass die Entwicklung des Gehirns vom Stammhirn, über das limbische System und das Großhirn eine weitere Windung in das intelligente Feld[331] außerhalb des Schädels nimmt bzw. bereits genommen hat. Das Wissen ist demnach nicht im Kopf, sondern der Kopf im Wissen, wie Hein es anschaulich beschreibt.[332] Ausgangspunkt für die Wechselwirkung in den virtuellen Raum ist nach Hein das Nervensystem, das den gesamten Körper wie ein energetisches Netz durchzieht und im Gehirn gesteuert wird. Denn es dient dem Lebewesen ohnehin als Organ, Veränderungen im Außen wie im Inneren eines Organismus aufzunehmen, aufeinander zu beziehen und abzugleichen, um etwaige Impulse für eine Anpassung an wechselnde Umweltbedingungen einzuleiten.[333] Das Nervensystem ist aber nicht auf den Körper begrenzt, es ist vernetzt und steht in Resonanz zu dem gesamten Universum.[334]

328 Hein (2000a)

329 Sheldrake (2002, S. 127)

330 Hein (2002a)

331 Sheldrake(2002) spricht hier vom morphogenetischen Feld, der Physiker Heim (von Ludwiger 2010) vom Hyperraum (III. 1) a))

332 Hein (2002a)

333 Carter (2009)

334 Hein (2000b, 2015a, 2015b)

5.1.1.3. Tetraedermodell der Intelligenzen

Die wissenden Felder (Meme) können mit dem von Hein entwickelten Tetraedermodell der Intelligenzen im Sinne einer synergetischen Wahrnehmung sichtbar und erfahrbar gemacht werden.[335] Unter Synergie versteht Hein das Know-how vom Zusammenwirken sichtbarer und nicht-sichtbarer Welten; der materiellen, dreidimensionalen Welt und der virtuellen Welt. Um die Systemkräfte zu beschreiben, vereinfacht Hein jedes System auf die Grundstruktur eines Tetraeders. Der Tetraeder als geometrischer Körper ist als fraktale Struktur in der Natur ubiquitär. Alles lebende Gewebe ist aus Kohlenstoffverbindungen aufgebaut, die die Grundstruktur des Tetraeders zeigen. Auch Silizium, das in der Erdhülle nach Sauerstoff das zweithäufigste Element darstellt und Grundlage von Leben bilden kann, ist tetraedisch organisiert.[336] Hein, Mediziner und Psychotherapeut, abstrahierte die Form von der Geometrie zu einer metaphorischen Grundstruktur des Lebendigen. Das neuronale Nervensystem von Lebewesen arbeitet auf der Grundlage der tetraedischen Struktur. Der Tetraeder lässt sich auf fünf Punkte reduzieren, die die von Hein beschriebenen fünf Intelligenzen symbolisieren, wobei diese Bezeichnungen der Intelligenzen metaphorisch zu verstehen sind. Die vier äußeren Eckpunkte des Tetraeders spiegeln die rationale (1), emotionale (2), strukturelle (3) und inspirative bzw. spirituelle (4) Intelligenz. Das Zusammenwirken der Intelligenzen führt zur fünften, der synergetischen Intelligenz (5), die sich im Zentrum des Tetraeders findet (Abb. 9). Hein nennt sie vereinfacht auch die Herzensintelligenz. Die dem Synergiemodell zugrunde liegende Vierer-Struktur findet sich in vielen verschiedenen philosophischen Traditionen, wie der Vier-Elemente Lehre der Antike (siehe auch Kapitel 6.3.4).[337] Die Elemente kann man auch den Intelligenzen zuordnen (Luft = rationale Intelligenz, Wasser = emotionale Intelligenz, Erde = strukturelle Intelligenz, Feuer = inspirative Intelligenz).

335 Hein (2000b, 2015a, 2015b)

336 Michaelis (1998)

337 https://de.wikipedia.org/wiki/Vier-Elemente-Lehre#cite_note-1, 31.08.2017

Auch im Tarot findet sich diese Struktur (Schwerter = rationale Intelligenz, Kelche = emotionale Intelligenz, Scheiben = strukturelle Intelligenz, Stäbe = inspirative Intelligenz). Ken Wilbers[338] integrales Weltmodell beruht auf vier Quadranten. Die anthroposophische Menschenkunde arbeitet mit den Elementen.

Die Bedeutung der Intelligenzen kann knapp zusammengefasst werden:

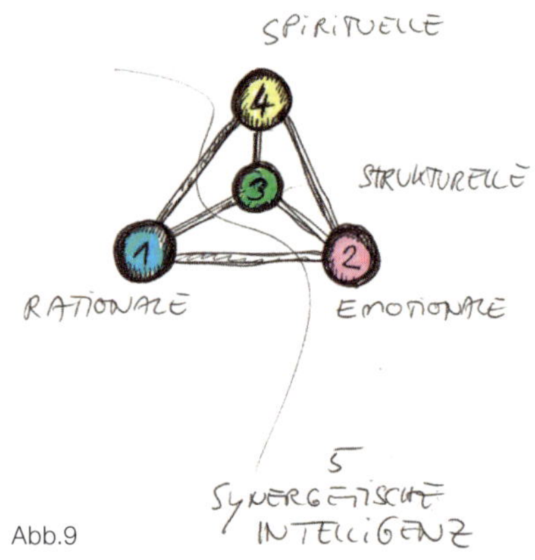

Tetraeder der Intelligenzen

Die **rationale Intelligenz** (1) bezieht sich auf das Tun und Handeln. Sie beschreibt, was im System geschieht, wie die Wirkung ist, wer was macht oder auch nicht tut.

Die **emotionale Intelligenz** (2) beinhaltet das Fühlen. Sie fokussiert auf den Bereich der Gefühlswelt und fragt etwa danach, welche Gefühle auftauchen, was genau gefühlt wird und auch wo?

Die **strukturelle Intelligenz** (3) steht im Spannungsfeld zwischen Chaos und Ordnung. Sie lässt das System in Resonanz gehen mit Strukturen und Regeln. Es zeigt systemtypische Spielregel und Gesetze oder Rituale auf. Aber auch die Körperebene wird von der strukturellen Intelligenz bestimmt.

338 Wilber (2001b)

Die inspirative bzw. **spirituelle Intelligenz** (4) schafft den Zugang zu Kreativität und Inspiration. Sie fragt danach, welche Ideen, Konstrukte, Ansichten, Ideologien, Einstellungen oder Glaubenssätze systemimmanent sind. Auch die Art und Weise der Beobachtung und Wahrnehmung ist hier von Bedeutung.
Die Intelligenzen wechselwirken, so dass das Ganze mehr ergibt als die Summe seiner Teile. Aus dieser Synergie ergibt sich die fünfte, **synergetische Intelligenz** (5), die im Inneren des Tetraeders wirkt.

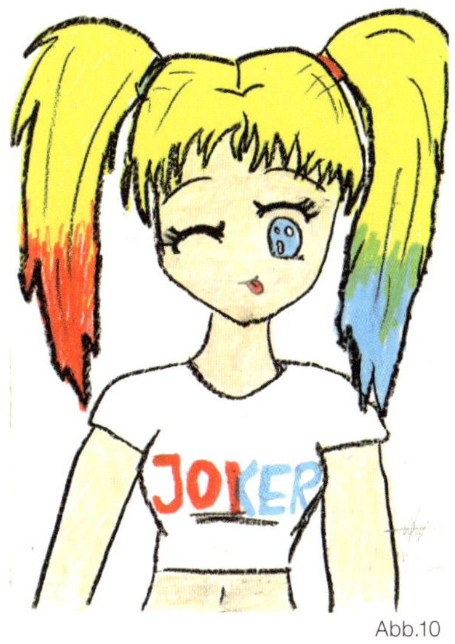

Abb.10

Mädchen, 15 Jahre

Sie spiegelt das nicht Kalkuliere, das Schicksal, den Zufall, Gott, das Mehr der Synergie. Im Kartenspiel ist es der Joker, im Tarot der Narr. Die fünfte Intelligenz zeichnet sich durch Kompetenz und Flexibilität im Umgang mit Überraschungen aus.

Der Tetraeder selbst ist ein Holon, so dass sich bezüglich der einzelnen Intelligenzen die Wirkkräfte des Tetraeders fraktal wiederholen. Jeder Punkt des Tetraeders, der die Intelligenzen spiegelt, ist wieder ein intelligenter Tetraeder. Vorzufinden ist diese Struktur der Intelligenzen nach Hein auch in der Anatomie des Gehirnes.[339] Die linke Gehirnhälfte bezieht sich auf die rationale, handelnde Intelligenz, die rechte Hälfte auf die emotionale, gefühlsbetonte Intelligenz, der Hirnstamm und das Rückenmark spiegeln die strukturelle, ordnende Intelligenz. Auch die Verbindung in den virtuellen Raum wird vom Corpus callosum (Hirnbalken, der rechte und linke Hirnhälfte verbindet) markiert.

5.1.2. Synergetische Wahrnehmung

Feldinformationen können holografisch wahrgenommen werden. Die Wahrnehmung dieser Informationen erfolgt nach dem Synergiemodell kanalisiert über die fünf Intelligenzen (synergetische Wahrnehmung). Die holografische Wahrnehmungsfähigkeit ist bei jedem Individuum latent vorhanden, sie kann aber durch Übung noch geschärft werden. Dies erfolgt über eine Sensibilisierung des Fühlens durch Training der Spiegelneuronen, die mit dem wissenden Feld schwingen. Solche Resonanzphänomene, die biologisch bei der Übertragung von Gefühlen und Gesten beobachtbar sind, werden über die erst jüngst entdeckten Spiegelnervenzellen ermöglicht.[340] Hein behauptet, dass diese Nervenzellen auch mit den Feldern in Resonanz gehen.[341]
Es bedarf auch einer Verfeinerung der synästhetischen Wahrnehmung sowie einer Veränderung der Wahrnehmungsfähigkeit über den Körper hinaus in den virtuellen Raum. Dazu notwendig ist ein Vertrauen in die eigene Intuition. Die holografische Wahrnehmung spiegelt sich über die Intuition durch innere Bilder, oft gepaart mit Gefühlen und Körperreaktionen. Aber auch Gedanken, Vorstellungen und Visionen können Feldinformationen spiegeln. In der holografischen Toolbox sollen einige Beispiele für eine künstlerische Verbindung zum Synergiemodell aufgezeigt werden. Ein Vorteil des Synergiemodells ist die einfache Symbolik der fünf Intelligenzen, auf die jeder Bezug nehmen kann, da sie die Grundpfeiler unseres Lebens beinhalten. Jeder Mensch denkt und handelt (1), fühlt (2),

339 Es gibt auch umgekehrte Hirnhälften, insbesondere bei Linkshändern
340 Bauer (2006, S. 11)
341 Hein (2000b, 2015a, 2015b); auch Sheldrake (2002)

strukturiert (3) und hat kreative Impulse (4). Und Jeder kennt unkalkulierbare Überraschungen und Zufälle (5). Diese einfache Struktur und zugängliche Symbolik des Modells schafft Offenheit im Gegenüber. Das Synergiemodell basiert auf der Wahrnehmung von Feldwissen durch intuitiv erlangte Erkenntnisse über die fünf Intelligenzen. Die Botschaften, für die die Intelligenzen symbolische Grundform für das Leben und daher auch in allen erdenklichen methodischen Ausprägungen für die Therapie und Beratung verwertbar. Die Kunsttherapie ihrerseits fokussiert mit ihrer nonverbalen Bildsprache auf intuitiv erlangte spontane Erkenntnisse. Die Arbeit in der Kunsttherapie lässt den Klienten das Erleben mit all seinen Sinnen, mit seiner Seele, seinem Geist, seinem Denken und Verstehen und in seiner Spiritualität erfahren, wie Baer es beschreibt.[342]

6. Holografische Kreativapotheke

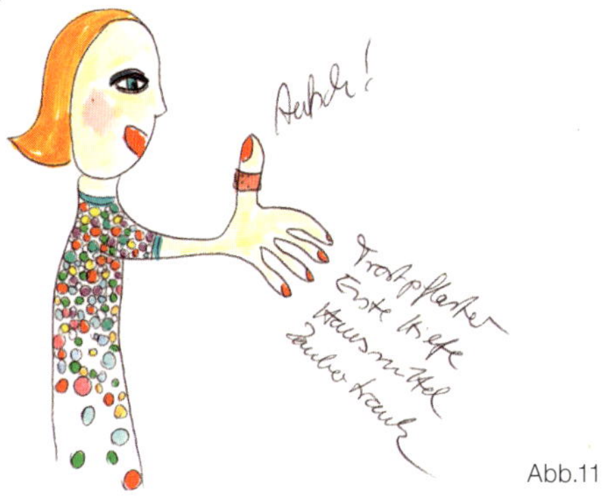

Abb.11

Bild: Ulrike Hinrichs

Auch der „ästhetische Akt sei der höchste Akt der Vernunft“, so Hegel 1797, das Kunstwerk sei unter vernünftigen Gesichtspunkten zu analysieren und zu werten.[343] Die Kunst dürfe nicht die Herrschaft der Vernunft gefährden, ermahnte auch Kant.[344]

342 Baer (2012, S. 305)
343 Menzen (2017, S. 36)
344 Menzen (2017, S. 56)

Die Vernunft ist vernünftig, sie hilft uns logisch zu denken, aber sie kann nicht kreativ-innovativ agieren. Wirklich Neues entsteht jenseits der Ratio. Aber auch auf das Gefühl ist nicht immer Verlass, gerade wenn wir uns in emotional sehr aufgewühlten Zuständen bewegen. In bedrohlichen Situationen greift unser Nervensystem sogar auf unsere archaischen Urinstinkte zurück, mit entsprechenden neurobiologischen Reaktionen zu Flucht oder Angriff, schlimmstenfalls zum Shutdown (totstellen).[345] Das emotionale Gehirn, das nicht dem Zugriff des Bewusstseins unterliegt und nicht verbal kommunizieren kann, übernimmt dann die Kontrolle.[346]

Wir suchen daher die Lücke, das Dazwischen, zwischen zwei Gedanken, zwischen Vernunft und Gefühl, zwischen dem unbewusstem Agieren und dem zwanghaftem Kontrollieren. Mit den Rezepten der Kreativapotheke wollen wir diesen Zwischenbereich künstlerisch erforschen, berühren und erspüren. Wir fordern mit dem künstlerischen Ausdruck geradezu dazu auf, den Verstand zu verwirren. Die Kunst ist ein perfekter Botschafter für das unbekannte Nichts, aus dem Neues entstehen kann. In der holografischen Kreativapotheke werden einige Anwendungsbeispiele dargestellt, die sich als Impulse an Kunsttherapeuten sowie Coaches, Berater und Psychotherapeuten richten, die mit künstlerischen Mitteln arbeiten. Gleichzeitig dienen die Beispiele dem inneren Heiler als einfache Rezepte zur Selbstanwendung. Dabei sind einige der künstlerischen Methoden bekannt, den Tools wird aber im Sinne des holografischen Ansatzes eine erweiterte Perspektive gegeben. Noch relativ unbekannt dürfte das bereits vorgestellte Synergiemodell in seiner Anwendung für die Kunsttherapie sein. Im Fokus der Tools steht das Erwecken und Hervorbringen der Intuition des Klienten als Sprachrohr intelligenter Felder und damit die Frage „Was ist im Entstehen? Was will gesagt, gehört, gefühlt, gesehen werden?“

345 Siehe dazu auch meinen Epilog
346 Van der Kolk (2017)

Scharmer spricht vom Impuls aus der Zukunft.[347] „Aus dem Nichts heraus zu sprechen und zu handeln führt zu einer anderen Wahrnehmung der Welt und zu einem anderen Kreieren der Welt. Das große Nichts ist prozesshaft, unberechenbar, frei und fühlt im Hier und Jetzt, im echten wahrhaftigen Sein", so Hueber zutreffend.[348]
Ich möchte mit einem spielerischen Ritual in den praktischen Teil einsteigen, das auf eine Idee von Jan Becker[349] aufbaut, der einer der großen Magier unserer Zeit ist. Für diese kleine kraftvolle Imagination legen wir alle einschränkenden Vorstellungen über uns selbst beiseite und gehen davon aus, dass mehr möglich ist, als wir normalerweise für möglich halten. Wir stellen uns vor, ein Mensch mit Flügeln zu sein. Wir imaginieren und fühlen die Flügel an unserem Körper, stellen sie uns ganz konkret vor (visuell, auditiv, kinästhetisch, olfaktorisch, gustatorisch):

- Wie sehen sie aus? Welche Form haben die Flügel? Wie groß sind sie? Welche Schwingweite? Aus welchem Material sind die Flügel?
- Wie klingen sie, wenn die Flügel in Bewegung kommen, wenn Sie damit flattern oder fliegen?
- Wie fühlen sie sich an? Wie fühlt es sich an mit den Flügeln zu flattern, zu fliegen?
- Haben die Flügel vielleicht sogar einen eigenen Geruch? Schmecken sie nach irgendetwas?

Anschließend wird ein künstlerisches Selbstbild mit Flügeln gefertigt. Dabei geht es nicht darum ein möglichst perfektes Abbild von uns zu erschaffen, sondern vielmehr um den künstlerischen Ausdruck der Erfahrung. Auch das Kunstwerk kann anschließend genauer in Augenschein genommen und reflektiert werden. Die künstlerische Umsetzung hat mehrere Effekte. Wir ankern[350] den faszinierenden Moment Flügel zu haben, die gefühlte innere Stärke, das gute Gefühl mit den Flügeln zu flattern, vielleicht sogar fliegen zu können, die grenzenlosen Möglichkeiten,

347 Scharmer (2009)
348 Hueber (2017, S. 64)
349 Jan (2016, S. 85 ff.)
350 Mohl (2010)

die das Fliegen schafft. Durch die künstlerische Umsetzung werden das Kunstwerk und der imaginierte Zustand des Menschenengels verbunden. Zudem halten wir von unserer Imagination etwas Manifestes in den Händen. Betrachten wir das Kunstwerk, so erweckt es diesen exzellenten Moment immer wieder neu. Bei Bedarf können wir unser Engelbildnis als Hintergrundbild auf das Handy oder den Laptop speichern, ihn an einen Ort in der Wohnung oder am Arbeitsplatz aufhängen, um diesen Moment präsent zu haben. Der Menschenegel ist ein Symbol, ein Kraftanker für den Alltag. Was würden wir tun, wenn wir tatsächlich Flügel hätten, wohin würden wir etwa fliegen? Ein Mädchen aus meiner Künstlergruppe für Flüchtlinge (Abb. 12) beispielsweise, antwortete sehr spontan auf diese Frage „in den Irak", ihre Heimat.

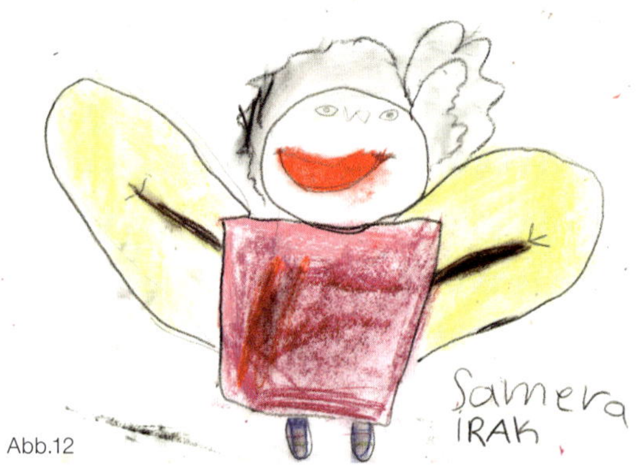

Beispiel Mensch mit Flügeln

Für die holografische Toolbox gilt der Mensch mit Flügeln als Botschafter der grenzenlosen Möglichkeiten. Er öffnet den Raum für eine innere Weite und erlaubt dem Verstand, sich für eine Weile als kritischer Beobachter in den Hintergrund zurückzuziehen, damit Sie sich spielerisch intuitiv auf die Angebote der holografischen Toolbox einlassen. Dazu gehört auch die Öffnung für die Idee, dass der künstlerische Ausdruck eine Form der Sprache ist, die wir anders lesen und verstehen müssen, als die kognitive Wortsprache. Der Vorteil der künstlerischen Bildsprache besteht darin, dass man nicht notwendig gemeinsame Worte benötigt, um in den Austausch zu kommen. Das erlebe ich immer wieder in der Flüchtlingsarbeit. In der von mir geleiteten Künstlergruppe für Flüchtlinge geht es darum, den Geflüchteten einen kreativen Raum zu öffnen. Die Ressourcenstärkung steht im Fokus der künstlerischen Arbeit, die Verarbeitung von Trauer und Trauma durch künstlerisches Schaffen. Das künstlerische Gestalten selbst, auch ohne Reflexion darüber, ebnet den Weg zur Aktivierung von Selbstheilungskräften. In der Künstlergruppe öffne ich einen Raum zur Verarbeitung von Gefühlen. Die Geflüchteten gewinnen in einer sehr bedrohlichen Zeit von Unsicherheit und Orientierungslosigkeit durch das künstlerische Tun Handlungsoptionen und Sicherheit. Das stärkt auch die Selbstwirksamkeit bzw. Resilienz. Die fluchtbedingte Vulnerabilität und Traumata zeigen sich regelmäßig erst nachdem die Geflüchteten an einem sicheren Ort angekommen sind. Gleichzeitig erfahren die Geflüchteten eine neue Unsicherheit durch eine ungeklärte Bleibeperspektive und eine völlig neue Kultur und Sprache. Auch die Trennung von der Heimat und Familienangehörigen, Freunden, wirkt traumatisch. Die künstlerische Arbeit weckt nicht nur Selbstheilungskräfte, sondern ermöglicht etwa durch Ausstellungen in der Öffentlichkeit auch Teilhabe an der Gesellschaft.

Das künstlerische Schaffen kommt ganz ohne Worte aus und wirkt in besonderer Weise Ressourcen stärkend. Gefühle in Worte zu fassen, hilft bei der Verarbeitung von negativen Gefühlen, darauf baut die klassische Psychotherapie auf. Die bildnerische Sprache im künstlerischen Ausdruck hat einen erweiterten Ausdruck, sie kann etwas zum Vorschein bringen, das nicht einmal gedacht werden kann. Worte sind oft unzulängliche Werkzeuge, sie setzen Grenzen und können nicht das wiedergeben, was Unsagbar ist. Auch das, wofür es keine Worte gibt, da es jenseits unserer (Wort-)Erfahrung liegt oder auch aus einer Zeit kommt, da wir noch keine Worte kannten (Baby, Kleinkinder), ist über unsere Sprache nicht verfügbar.

In den folgenden Kapiteln werden einige Ideen für den künstlerischen Ausdruck als Sprache dargestellt. Dabei handelt es sich nicht um Anweisungen, sondern um Anregungen, die als Impuls aufgegriffen und je nach Kontext angepasst und umgesetzt werden können.

Grundannahmen für die kreativen Impulse:

- Bei der „holografischen Kunsttherapie“ handelt es sich nicht um eine neue Therapieform, sondern um eine neue Weltsicht, eine Haltung, die Auswirkungen auch auf die unterstützende Arbeit mit Menschen hat.
- Damit einher geht die Idee, dass nicht eine bestimmte therapeutische Methode die einzig gewinnbringende und richtige ist, sondern die flexible Kombination von verschiedenen Ansätzen.
- Im Zentrum der künstlerischen Arbeit im Kontext von Kunsttherapie, kunstanalogen Coaching und anderen künstlerisch unterstützenden Formen der Begleitung und Beratung, steht die Förderung intuitiver Erkenntnisse des Klienten.
- Ein Motor der Intuition sind künstlerische Prozesse, die als eine Form der instantanen Wahrnehmung bzw. universellen präkognitiven Sprache zu verstehen sind.
- Das aktive Nutzen der Intuition ermöglicht das Antizipieren der Zukunft.
- Im künstlerischen Prozess geht der Klient in Resonanz mit (individuellen oder kollektiven) Themen (Feldinformationen), die sich zeigen wollen.
- Das Kunstwerk als eine Art Sehhilfe manifestiert einen erweiterten Selbstausdruck der wechselwirkenden Felder, der im therapeutischen Bezug einbezogen werden kann.
- Das künstlerische Schaffen als Form einer autonomen Sprache wirkt für sich,[351] wie auch das Sprechen über Probleme heilende Wirkung zeigt. Insofern sind künstlerische Prozesse zur therapeutischen Unterstützung auch da sinnvoll, wo eine gemeinsame Sprache fehlt oder schwierig ist (z.B. bei Patienten mit Demenz[352], in der Flüchtlingsarbeit, bei kleinen Kindern).
- Künstlerische Prozesse fördern die Selbstheilungskräfte des Klienten. Der Therapeut, Coach, Berater ist Impulsgeber für die Intuition. Er ist nicht Experte, sondern Begleiter auf dem Weg zur Heilung.
- Die Haltung zwischen Therapeuten und Klienten ist dialogisch.
- Auch der Therapeut ist Teil des Systems/Feldes, das sich im Prozess der Begleitung öffnet.

351 Warns (2006, S. 81)
352 Warns (2006)

6.1. Login durch gestaltende Wahrnehmung

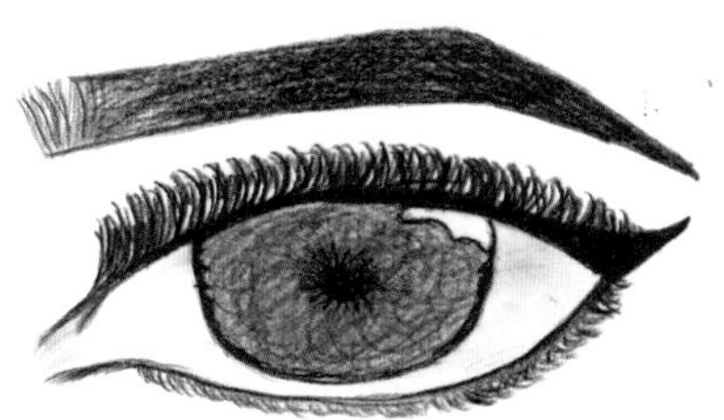

Abb.13

Mädchen, 16 Jahre

Der Begriff des „Login" beschreibt metaphorisch anschaulich, wie wir den Zugang zu virtuellen Welten herstellen. Als Login bezeichnet man herkömmlich einen Vorgang, um sich in einem Computersystem bei einem Dienst anzumelden. Mit dem Login teilt man dem System mit, dass der User mit dem Benutzerkonto verknüpft werden möchte. Vereinfacht dargestellt kann man sich den Zugang zu informationellen Feldern vorstellen. Die Verknüpfung bzw. Informationsweitergabe erfolgt über alle unsere Sinne. Dabei können wir künstlerische Prozesse als gestaltende Wahrnehmung helfend nutzen. Eine Wahrnehmung mit allen Sinnen meint neben der klassischen Sinneswahrnehmung (Sehen, Hören, Fühlen, Schmecken, Riechen) auch die Wahrnehmung über unsere Hellsinne, die in der klassischen Psychotherapie oft verpönt oder sogar pathologisiert werden. Mit der holografischen Weltsicht bekommen diese erweiterten Wahrnehmungen eine andere Perspektive und erscheinen in einer universell vernetzten Welt als etwas Normales und Natürliches. Jeder hat Zugang zu diesem „intuitivem Wissen", mit dem diese Wahrnehmung zusammengefasst werden kann. Die Wahrnehmungssinne sind unterschiedlich ausgeprägt. Der eine sieht (innere) Bilder, die andere hört etwas, Sätze, die aus dem Nichts zu kommen scheinen, eine innere Stimme. Es gibt auch Menschen, die reagieren mit starken kinästhetischen Wahrnehmungen, wenn sie etwa einen Raum betreten oder einer Person begegnen, ein ungutes Bauchgefühl, Druck auf der Brust. Es scheint als habe der Mensch auch bezüglich der virtuellen Wahrnehmung bevorzugte Kanäle (visuell, auditiv, kinästhetisch, olfaktorisch, gustatorisch). Wir können diese Sinneswahrnehmungen nutzen und schärfen, um Erkenntnisse zu gewinnen, die aus dem holografischen Raum kommen. Sander[353] ist eine anschauliche und differenzierte Beschreibung der unterschiedlichen medialen Sinne gelungen.[354] Er beschreibt, wie man Zugang zu diesen Sinnen erlangt bzw. schärft. Für die Förderung der Intuition regt Sander[355] an, sich auf den höchsten Punkt am Kopf zu konzentrieren (Corpus Callosum), in der Chakren Lehre auch als Scheitel Chakra bekannt. Von diesem Punkt aus stellt man sich einen Trichter vor, der sich durch das obere Ende des Kopfes nach oben öffnet. Man lenkt die Aufmerksamkeit über den Trichter nach außen und empfängt Informationen, die sich durch Eindrücke und Empfindungen manifestieren. Um auditive Informationen zu erhalten, konzentriert man sich auf den Bereich fingerbreit über den Ohren und stellt sich einen großen Schalltrichter vor, der Schwingungen zu den Schläfenlappen weiterleitet. Sander[356] unterscheidet verschiedene Möglichkeiten des Hellhörens, wie „zwischen den Zeilen hören", eine Subinformation, die medial ausgestrahlt wird, eine auditive Erinnerung (ein Lied etwa) oder ein Selbstgespräch, bei dem Echo-Antworten entstehen. Für das Hellfühlen richtet man die Aufmerksamkeit auf den Bereich des Solarplexus und fühlt Eindrücke und Empfindungen, die entstehen. Der Solarplexus ist ein Gittergeflecht über dem Bauch, das mit dem vegetativen Nervensystem verbunden ist. In der Metaphysik östlicher Glaubenssysteme gilt es als Energiezentrum, das am engsten mit Kreativität und den Emotionen verbunden ist. Um innere Bilder zu empfangen, fokussiert man den Bereich zwischen den Augenbrauen, der Sitz des „dritten Auges", das in vielen Religionen gesalbt, bekreuzigt oder geschmückt wird. Die visuellen Eindrücke können unterschiedlich sein, etwa abstrakte Symbole, visuelle Erinnerung („Woran erinnert dich das?"), wörtlich zu nehmende visuelle Eindruck („Was siehst du)?", Vorahnung in Form von Visionen.[357]

353 Sanders (2013)
354 Sanders (2013)
355 Sanders (2013)
356 Sanders (2013)
357 Sanders (2013)

Es ist hilfreich herauszufinden, welche der intuitiven Wahrnehmungsform für einen selbst im Vordergrund steht.

Merke:

Künstlerische Prozesse wirken bei der holografischen Wahrnehmung wie eine „Sehhilfe", die Inneres visuell nach außen zu bringen vermag und eine neue materialisierte Ebene erschafft.

Die Kunst als Sprachrohr hilft daher unterstützend für Resonanzen zu universellen Feldern. Für den Beginn eines künstlerischen Prozesses ist es nicht erforderlich, dass man bereits ein Thema oder Bild im Kopf hat, welches dann künstlerisch umgesetzt wird. Vielmehr kann darauf vertraut werden, dass das absichtslose Malen die richtigen Bilder zutage bringt. Das sollte als Rahmen vom Therapeuten gesetzt werden. Kreative Impulse für die künstlerische Arbeit finden sich in der Kreativapotheke. Hilfreich für den Prozess ist eine „Überschrift" des Klienten, ein Thema, das geklärt werden soll, wie es üblicherweise in der Therapie oder auch bei anderen Veränderungsprozessen etwa im Coaching der Fall ist. Man kann aber auch ohne eine Fragestellung arbeiten und davon ausgehen, dass sich das richtige Thema zeigen wird.
In der klassischen Kunsttherapie und in kunstanalogen Prozessen geht es vornehmlich darum, dass der Klient selbst künstlerisch aktiv wird. Nicht unerwähnt möchte ich aber lassen, dass auch der Therapeut, Berater, Coach etwa auch in Fernsitzungen holografische Informationen für den Klienten erlangen und künstlerisch umsetzen kann (siehe Kapitel 6.14.). Über das so entstandene Kunstwerk können sich Berater und Klient anschließend austauschen. Ich habe verblüffende Erfahrungen mit solchen intuitiven Malprozessen aus der Ferne gemacht, die ich selbst oft nicht sofort „lesen" konnte, die in der Besprechung mit dem Klienten aber stimmig waren und für ihn Sinn ergaben.

Vom Grundprinzip wirkt ein Kunstwerk auch ohne Reflexion und analytischer Nachvollziehbarkeit auf einer tieferen unbewussten Ebene für sich. Der Klient sucht aber nach Erklärungen, er möchte „verstehen". Daher können wir verschiedene (bekannte) Modelle nutzen, die einen Reflexionsprozess strukturiert und intuitives Wissen in nachvollziehbare

Bahnen lenkt. Denn oft ist die größte Herausforderung bei einer traumähnlichen Bildsprache, die Kernbotschaft des Ausdrucks herauszufinden. Das kennen wir alle auch aus Träumen. Dazu stelle ich hier zwei Beispiele vor, zum einen das Synergie-Modell von Hein[358], das anhand eines Praxisbeispiels in Kapitel 6.10 nachzuvollziehen ist. Über das Modell der fünf Intelligenzen (Kapitel 5) kann ein Reflexionsrahmen geschaffen werden, der sich auf die Kernaussagen der fünf Intelligenzen bezieht, die ihrerseits den Zugang zu virtuellen Welten öffnen. Die fünf Intelligenzen können als eine Art Fragemuster dienen. Zum anderen zeige ich anhand des Trauma-basierten S.I.B.A.M.O Modell von Levine einen strukturierten Frageablauf auf. Man kann auch viele andere Modelle nutzen, wie etwa das der „logischen Ebenen" von Robert Dilts[359] oder aus der Kunsttherapie das Modell der ästhetischen Analyse von Knill[360]. Das Traumabasierte „S.I.B.A.M.O. Modell der Wahrnehmung" von Peter Levine[361] eignet sich gut (und zwar nicht nur für traumatische Erlebnisse), um es mit künstlerisch intuitiven Prozessen verbinden. Die Struktur ähnelt dem Synergiemodell. Die körperorientierte Ansätze in der Traumaarbeit etwa und in anderen körperorientierten Therapien lassen viele Parallelen zur künstlerisch orientierten Arbeit zu, da auch im kreativen Schaffensprozess mit und über den Körper gearbeitet wird. Zudem wird über die Kunst eine nonverbale Sprache jenseits der Ratio genutzt, die virtuelle Zugänge zu Themen ermöglicht. Oft höre ich von Klienten, dass sie keine inneren Bilder sehen. Erstaunlich ist dann aber immer wieder, dass ein künstlerischer Ausdruck das vermeintlich Nicht-Sichtbare sichtbar macht.

Nach dem S.I.B.A.M.O. Modell, das wir hier analog anwenden, beobachtet der Klient (oder in Fernsitzungen der Coach) zunächst seine Körperwahrnehmungen (Sensation = strukturelle Intelligenz des Synergiemodells) zu seinem Thema, visualisiert anschließend Bilder

358 (siehe zum Modell ausführlich Kapitel 5)
359 Mohl (2006)
360 Knill (2010)
361 Levine (2010), die Buchstaben stehen für: Sensation, Images, Beauvoir, Affects, Meaning, Observer

(Images = inspirative Intelligenz des Synergiemodells), nimmt Körperimpulse, Verhalten (Beauvoir = rationale/strukturelle Intelligenz) und seine Gefühl (Affects = emotionale Intelligenz) wahr. Anschließend wird nach einer Bedeutung (Meaning = rationale Intelligenz) geschaut und eine Metaposition des inneren Beobachters (Observer = synergetische Intelligenz) hinzugefügt, der die Thematik dissoziiert beobachtet. Auch an dieser Stelle möchte ich zeigen, dass sich bewährte Modelle spielerisch und nutzbringend mit künstlerischen Prozessen kombinieren lassen. Mit dem künstlerischen Prozess kann auch schon begonnen werden, bevor man dem Thema eine Bedeutung (Meaning) gibt. So hält man sich offen für Themen, die noch sichtbar werden wollen. Im Folgenden möchte ich bewusst strukturiert einen kurzen Frageablauf nach dem S.I.B.A.M.O. Modell unter Ergänzung künstlerischer Prozesse vorstellen, der sich auf ein Praxisbeispiel stützt, das hier aber nur auszugsweise wiedergegeben wird.

Praxisbeispiel

Thema

Die Klientin berichtete im Rahmen einer Sitzung von Situationen, in denen sie sich von anderen Menschen beobachtet fühlt, oft in öffentlichen Verkehrsmitteln, vor allem in der S-Bahn.

Sensation (Körperwahrnehmung)

Frage an Klientin: wenn Sie davon berichten, wo/was nehmen Sie an/in Ihrem Körper dazu wahr?
Druck auf der Brust, Anspannung im Körper, starker Impuls zu gehen, Blick senken, dann aber wieder aufschauen und kontrollieren, ob die Person weiterhin guckt, usw.

Image (Bilder)

Frage an Klientin: Welche Bilder entstehen vor Ihrem inneren Auge? Gibt es visuelle Erinnerungen, Geräusche, Stimmen, die du erinnerst? Nimmst du irgendwelche Gerüche wahr? Oder vielleicht einen Geschmack?

Kombiniert mit künstlerischen Prozessen:

Lassen Sie uns ein Bild malen, ohne darüber nachzudenken, was das für ein Bild werden soll? Welche Farben sprechen Sie an? Was möchte Ihre Hand tun auf dem Blatt Papier? Eine Form malen, abstrakt bleiben … ? Welcher Impuls kommt Ihnen künstlerisch?

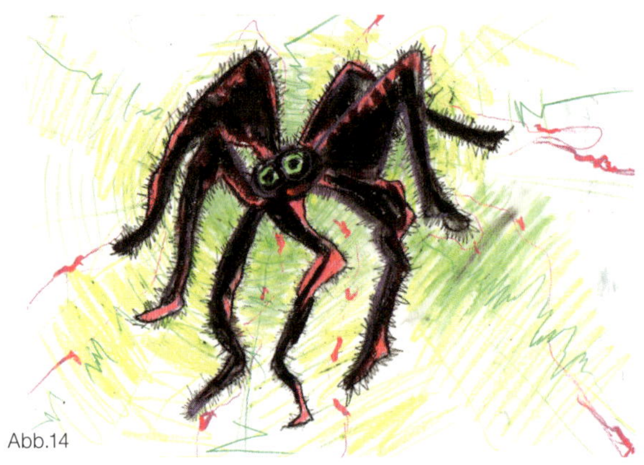

Abb.14

Beispielbild der Klientin: Ich habe keine Bilder zu diesem Gefühl, keine konkreten Erinnerungen. Das ist eines meiner Hauptprobleme, dass fast alles „schwarz" ist in der Vergangenheit (Kindheit/Jugend, sogar teilweise noch als junge Erwachsene). Stattdessen taucht bei dem Gedanken „Bilder" hier nun eine RIESEN Spinne auf, die zwar eigentlich ganz freundlich aussieht, aber wie ein fetter Klotz „oben" über allem schwebt, alles sieht und beobachte und jederzeit zupacken/eingreifen kann. „Big mother is watching you", kommt mir in den Sinn.

Behaviour (Verhalten, Bewegungen, Bewegungsimpulse)

Welcher Bewegungsimpuls entsteht in der Situation? Was möchten Sie tun? In der Situation des Beobachtetfühlens habe ich den starken Impuls aus dem Blickfeld des (vermeintlichen) Beobachters zu gehen, was ich oft auch tue, indem ich mich wo anders hinsetze. Das verschafft eine große Erleichterung, Durchatmen, ein Gefühl von Freiheit

Affect (Emotionen, Gefühle)

Wie fühlt sich das an? Welche Gefühle haben Sie in der konkreten Situation? Und im Kontext des Bildes?
Es ist so etwas wie Bedrohung, Angst, aber auch starke Aggressionen gegen die Person, eine starke Anspannung im Körper, Schamgefühle und der Wunsch nach Alleinsein. Vor Spinnen ekel ich mich sehr. Wenn ich diese fette Spinne sehe, dann möchte ich auch weg davon.

Meaning (Bedeutung)

Welchen Sinn, welche Bedeutung hat das für Sie? Woran erinnert Sie das? Was verbinden Sie mit diesem Thema? Und vor allem auch mit Ihrem Kunstwerk, der Spinne?
Mir kommt die Frage in den Sinn: „bin ich ok … in Ordnung"? bzw. eher der Satz: „ich bin nicht in Ordnung, mit mir stimmt was nicht."
Bei der Spinne kommt mir meine Mutter in den Sinn, die mich extrem kontrolliert, bewertet und abgewertet hat. „Du bist zu dick, deine dünnen fisteligen Haare, … und solche Sätze."

Observer (Beobachter) – Meta Position

Wenn Sie aus der Situation herausgehen (herausgehen könnten) und sich von außen beobachten, was kommt Ihnen dann in den Sinn?
Absolute Kontrolle, keinen eigenen Raum haben.
Wenn ich das aus der Beobachterposition sehe: ja das kenne ich, das ist mein Lebensthema. Raum haben wollen.

6.2. Schmerzbilder

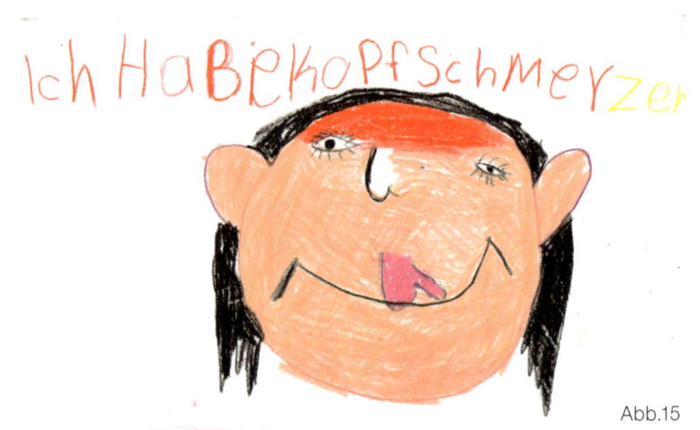

Abb.15

Mädchen, 13 Jahre,

„In der modernen westlichen Gesellschaft wird die Würdigung körperlicher Empfindungen generell vernachlässigt, und körperliches Feedback wird oft nicht respektiert", so der Trauma Experte Porges.[362] Die medizinische Reaktion besteht häufig darin, Schmerztabletten zu verabreichen. „Aber was ist, wenn unser Körper uns durch den Schmerz etwas mitteilen möchte, uns helfen will oder uns über etwas informieren will?", fragt Porges.[363] Auch das ist nun keine neue Botschaft, aber wir betrachten die Idee von Schmerzbildern abermals im Kontext des holografischen Ansatzes. Auch körperliche wie psychische Symptome beziehen sich auf entsprechende Felder. Symptome sind daher manifestierte Feldinformationen. Unser Körper meldet sich mit Symptomen und Schmerzen zu Wort. Man kann dies auch als ein inneres Körperwissen betrachten, das sich ausdrücken will. Die metaphorisch verschlüsselte Nachricht der Symptome(Felder) ist – wie schon des Öfteren erwähnt – nicht immer leicht zu entziffern. Bei Schmerzen und Symptomen gilt

362 Porges (2018, S. 100)
363 Porges (2018, S. 101)

dies im Besondern, da sie für den Betroffenen zunächst als mindestens unangenehm bzw. störend wenn nicht sogar (lebens-)bedrohlich empfunden werden. Schmerzbilder (und auch Symptombilder) helfen auf unterschiedlichen Ebenen. Der Schmerz wird im Kunstwerk nach außen verlegt und damit sichtbar gemacht. Zudem ist er auf dieser dissoziierten Ebene mit allen Sinnen neu zu erfahren. Der Schmerz bekommt im Kunstwerk eine neue Deutungsebene, kann positiv gewandelt und in einen Kontext gesetzt werden. Oft zeigen sich in den Bildern überraschende Botschaften (Resonanzen zu Feldern). Gleichzeitig lenkt das Malen – gerade auch in akuten Schmerzphasen – die Konzentration auf das künstlerische Schaffen, ohne dabei den Schmerz zu ignorieren, im Gegenteil, er ist der Fokus der Betrachtung und bekommt daher die Aufmerksamkeit, die er braucht und will. Es geht hier gerade nicht um eine Ablenkung vom Schmerz, sondern – wenn man so sagen will –um eine „Umlenkung". Die verdeckte Botschaft an den Schmerz bzw. an das Körperbewusstsein bei solch einer Art von künstlerischer Arbeit lautet: „ich spüre dich, ich sehe dich, ich höre dich, ich will dich verstehen, du faszinierst mich, zeig mir was du zu sagen hast etc.".

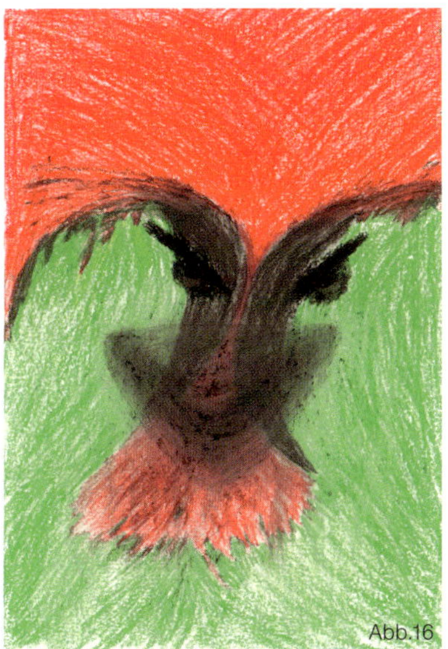
Abb.16

Mann, 44 Jahre, Schmerzbild: Kieferkrampfen

Praxisbeispiel

Der Klient, ein syrischer Christ, hat im Krieg seine zwei Kinder und seinen Vater verloren. Sie wurden vor seinen Augen auf offener Straße von einem Militärposten erschossen. Er war für sieben Monate im Gefängnis und wurde systematisch gefoltert. Er leidet unter den körperlichen Folgen und vor allem unter posttraumatischen Belastungsstörungen. Sein innerer Erregungszustand ist so groß, dass der gesamte Körper extrem anspannt. Er hat oftmals Kribbeln und Taubheitsgefühl ein den Extremitäten. Der Klient malte das Bild (Abb. 16) im Rahmen einer akuten und sehr extremen Kieferanspannung. Durch den massiven Druck im Kiefer war Blut aus seinen Zähen getreten. Er habe auch das Gefühl gehabt, als seien vom Druck seine Augen größer geworden und als drohten sie zu platzen. Ein Zahn war von diesem extremen Kieferdruck bereits in der Vergangenheit zerbrochen. Der Klient griff den Impuls auf, in den Schmerz bzw. Druck zu fühlen und diesen künstlerisch umzusetzen. Das Malen habe ihm große Erleichterung verschafft und ihm gefalle das Werk sehr, meldete er nach dem Malen zurück.
Als ich auf das Bild schaute, fiel mir als erstes der Mundbereich auf, der auf mich in dem ansonsten sehr klaren Bild wie verschleiert wirkte, irgendwie schmutzig, wie ein verdreckter Mundschutz. Ein Satz, der mir in den Sinn kam lautete: „Ich darf nicht sprechen". Auch die Augen dieser Figur, die sich aus dem wie verwundet oder entzündet wirkenden feuerroten Bereich herausbilden, zogen mich an, sie wirkten auf mich extrem klar und fokussiert. Die Figur schaut fast verschmitzt, als sage sie so etwas wie „Du kriegst mich nicht", so meine Assoziation. Auf mich wirkte dieses Wesen wie jemand, der (im positiven Sinne) sehr viel Macht und Kraft innehat.
Ich fragte den Klienten nach seinen Assoziationen zum Bild und im Besonderen zu den Augen und der Mundpartie, ohne ihm zu diesem Zeitpunkt von meinen Gedanken zu berichten. Die Antwort kam prompt: „Ich darf nicht sprechen. Als ich in Syrien im Gefängnis war, durfte ich nicht sprechen. Wenn ich zu laut war, kam ein Gefängnisaufseher und hat mich mit Elektrokabel malträtiert. Aber ich habe immer gespürt und innerlich zu dem Folterer gesagt: ich bin stärker als du, du kriegst meine Seele nicht." Das Verbot im Gefängnis unter Folterandrohung

nicht laut sein zu dürfen, war ein Aspekt, der sich metaphorisch im Bild zeigte ebenso wie die ungeheure Überlebensenergie, Stärke und innere Überlegenheit des Klienten. Auf die Frage nach einem Titel für das Bild äußerte der Klient ad-hoc: „Azazel".

Was bedeutet für ihn Azazel, fragte ich den Klienten. Azazel sei ein gefallener Engel aus dem Altem Testament, der sich der Aufforderung Gottes verweigerte vor Adam niederzuknien. Azazel erwiderte zu Gott: warum soll ein Sohn des Feuers vor einem Sohn des Lehms niederfallen. So habe er sich gegenüber den Peinigern auch gefühlt. „Sie können mich quälen, aber sie können mich nicht zerstören."

Der kulturell-religiöse Hintergrund aus dem Alten Testament (Azazel ist ein Satan des Christentum, Islam und Judentums) ist angesichts der persönlichen Rückmeldung des Klienten beachtlich, der sich dem Folterer trotz der physischen und institutionellen Überlegenheit innerpsychisch nicht unterordnete. Hier zeigt sich die Kraft solcher Symbole. Im Vordergrund steht immer die individuelle Deutungsebene des Klienten. Die universell-kollektive Bedeutung des Symbols unterstützt aber – wie in diesem Beispiel – oft die persönliche Bedeutung. Es lohnst sich daher sich über die ersten individuellen Eindrücke hinaus mit der Symbolik zu beschäftigen und die Klienten zu weiteren Recherchen aufzufordern.

Satan steht im Hebräischen für „Widersacher, Gegner oder Ankläger". Es hat die Bedeutung von „sich widersetzen" oder „sich gegen jemanden stellen" oder „jemanden anklagen". Die universelle Symbolik des Satans ist aber sehr vielschichtig. Oft wird der Satan oder Teufel verkürzt nur mit dem Bösen, dem Schatten assoziiert. Nach C.G. Jung haben alle Archetypen sowohl eine positive als auch eine negative Seite. Der Klient berichtete von seinen Tötungsfantasien gegenüber den Peinigern und dem Mörder seiner Kinder und seines Vaters. Er äußerte unter Tränen, dass er auch wütend auf diesen inneren Teufel sei, weil er ihm nicht die Kraft gegeben habe, den Mörder zu töten. Den immanenten Gegenpol zum Teufel stellt nach Jung der innere Heiler dar, dem in diesem Buch ein eigenes Kapitel gewidmet ist. Man kann auch von einem inneren Körperwissen sprechen. Im Buddhismus geht man davon aus, dass man mittels des „dritten Auges", jener Stelle an der Nasenwurzel leicht über den Augenbrauen, durch eine Innenschau in den Organismus und sogar die einzelnen Organe schauen kann.[364] Auch die Funktion des dritten Auges zur Innenschau ist ein Ausdruck des inneren Arztes.

Der Klient bestätigte, dass er feine Antennen habe, die ihn oft auf den richtigen Weg führen würden. Er berichtete in diesem Zusammenhang, dass er zurzeit öfter den starken Impuls gehabt habe, schwimmen zu gehen. Nachdem er kürzlich in ärztlicher Behandlung wegen seiner folterbedingten muskulären Schmerzen gewesen war, hatte der Arzt ihm neben Psycho- und Physiotherapie als allererstes das Schwimmen verordnet.

Azazel symbolisiert die dargestellte Dualität zwischen Gut und Böse auch im Werk, die der Klient vor allem in der roten und grünen Farbfläche erkannte. Sie erinnere ihn an das Ying und Yang Zeichen. Rot stehe für sein „neues, leidvolles Leben", grün für sein „gutes, schönes Leben" vor den katastrophalen Ereignissen im Krieg in Syrien. Die Farbe Grün verbinde ihn auch mit seinen Kindern, vor allem seiner Tochter. Aber gibt es vielleicht auch etwas Gutes im neuen, schlechten Leben oder auch etwas Schlechtes im alten, guten Leben? Im jeweiligen Gegenpol ist der andere Teil enthalten. Abschließend kommt mir noch dieses Zitat von Hermann Hesse in den Sinn, das diese Dualität wunderbar beschreibt:

„… und er ist Gott und ist Satan, er hat die lichte und die dunkle Welt in sich. […] Der Vogel kämpft sich aus dem Ei. Das Ei ist die Welt. Wer geboren werden will, muss eine Welt zerstören. Der Vogel fliegt zu Gott. Der Gott heißt Abraxas."

Hermann Hesse [365]

364 Muldashev (2017)
365 Hesse (1974, S. 91)

6.3. Symbole als metaphorische Sprache

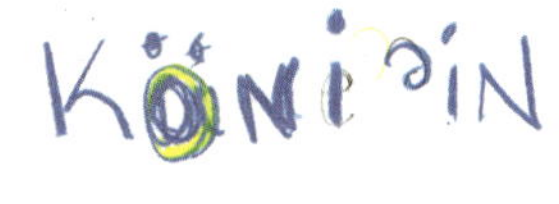

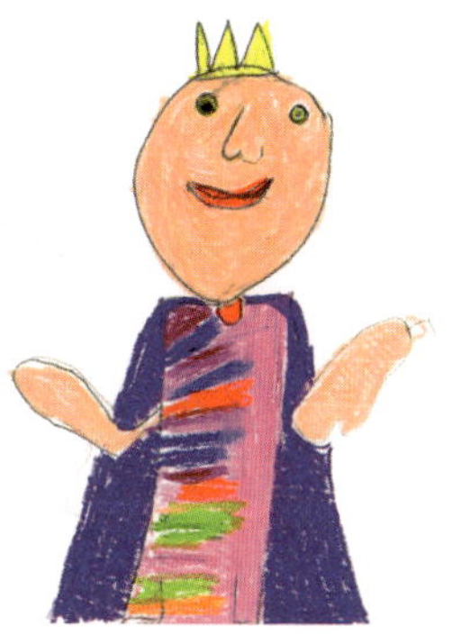

Abb.17

Die Königin, Mädchen 12 Jahre

Das Kunstwerk ist Ausdruck einer holografischen Bildsprache, die sich fragmentarisch auch in Metaphern und Symbolen zeigt.[366] Metaphorische Sprachbilder helfen bei der Übersetzung von holografischen Informationen. Kinder haben einen besonders guten Zugang zu dieser Bildersprache. Sie stellen Themen, Ängste und Anliegen ganz von selbst in symbolischer Form dar. Sie haben Zugang zu anderen Wesen, Hexen, Könige, Gespenster, Monster. Realität, Traumwelt, Fantasie sind für Kinder noch fließende Zustände.

Der König und die Königin beispielsweise finden sich in unzähligen Märchen, in Kartenspielen und im Tarot. Mythen ranken sich um dieses Paar. Symbole beinhalten zwar keine allgemeingültigen Zuschreibungen. Ansonsten verlören sie ihre Lebenskraft, so C.G Jung, und wären nur ein Wort. Sie haben oft aber eine archetypische Essenz. Der

366 Wallner (2016)

Sinn des symbolischen Ausdrucks ist nach C.G. Jung darin zu suchen, „analogisch ein noch Unbekanntes und Werdendes zu präzisieren".[367] Das ist im Hinblick auf die holografische Idee interessant, die darauf abstellt, dass sich im intuitiven Ausdruck aus dem „Nichts", dem interagierenden Feld, etwas zeigen will. Starke tradierte Felder können aus der Jungianischen Perspektive als kollektive Bilder verstanden werden. Symbole öffnen damit den Weg zur kollektiven Intuition. Es sei nochmals betont, dass es – anders als in der Symbolarbeit nach C.G. Jung – nicht um vorgegebene Zuschreibungen zu festgeschriebenen archetypischen Bildern geht, sondern vorrangig um individuelle Resonanzen des Klienten mit dem symbolischen Werk. Soweit man überhaupt von Archetypen sprechen möchte, so verbergen sich dahinter kollektive Felder. Im Mittelpunkt der künstlerischen Reflexion stehen zunächst die individuellen Deutungen des Klienten, die sich aber mit universellen Zuschreibungen ähneln oder decken können. Die Kraft der symbolischen Bildsprache kommt aus der Zusammenfügung dieser beiden Elemente. Das Symbol ist wie ein Spiegel, der die verborgenen Aspekte des universellen Bewusstseins zeigt und die kollektive Intuition weckt. Symbole zeigen ihre Wirkung auch dann, wenn man den tieferen Sinn selbst nicht mehr oder noch nicht verstehen kann. Die Symbolkraft entfaltet und wirkt im Verborgenen auf das seelisch-geistiges Empfinden.

Der holografische bildhafte Ausdruck ist vielschichtig und mehrdeutig und daher nicht immer leicht zu erfassen. Symbole vereinen und verdichten diese Mehrdeutigkeit. Gleichzeitig geben sie dem Klienten einen festen, sicheren Rahmen. Symbole komprimieren verschiedene Bedeutungen auf das Wesentliche. Ein Symbol gibt Orientierung. „Es verbindet Bedeutungsdefizit mit Sinnüberschuss", wie es Röhl beschreibt.[368] Symbole haben eine unmittelbare und überwältigende Wirkung auf das Bewusstsein. Das künstlerische Medium verdichtet und macht den Kernsichtbar. Hilfreiche Symbole nicht nur für die kunsttherapeutische

367 Menzen (2017, S. 195)
368 Röhl (S. 273)

Arbeit finden sich vor allem auch in Tieren, die im nächsten Kapitel beispielhaft aufgeführt werden sollen. Tiersymbole haben viele nutzbringende Vorteile, insbesondere sind sie kulturübergreifend verwendbar, da sie nur in einem sehr geringen Maße einem kulturell-religiösen Wertesystem unterliegen.[369]

6.3.1. Tiere

Ubiquitäre oft auch archetypische Symbole finden sich in Tieren. Tiersymbole spiegeln tradierte starke Felder. Sie tauchen in Mythen, Sagen und Geschichten auf, auch als Wappen von Städten (Berliner Bär) und Ländern (Bundesadler) sowie in Religionen (Fisch, Löwe im Christentum) haben sie eine symbolische Bedeutung. Kinder haben ihre Lieblingskuscheltiere und auch sonst haben viele Menschen ein oder mehrere Tiere, zu denen sie sich emotional hingezogen fühlen. Nicht zuletzt Haustiere nehmen eine sehr bedeutende Rolle im Alltag von Menschen ein.[370]

6.3.1.1. Krafttiere und Krafttier-Mantra

Krafttiere stammen aus der schamanischen Tradition. Sie haben im Schamanismus eine ähnliche Bedeutung wie im Christentum die Schutzengel. Sie gelten als Begleiter des Menschen, die im Leben und in besonders herausfordernden Situationen körperlich, seelisch und spirituell zur Seite stehen. Krafttiere haben den Wesenszug eines machtvollen und engagierten Verbündeten.[371] Sie beschützen und behüten den Menschen, sind stille Helfer im Hintergrund. Auch ohne einen schamanischen Glauben an Krafttiere helfen diese inneren Bilder Ressourcen zu wecken und Blockaden abzubauen. Krafttiere erzählen von inneren

369 Ausnahmen etwa das „Schwein“, das im Islam und Judentumals nicht verzehrbar und schmutzig gilt; oder aber der „Fisch“, der im Christentum für Jesussteht

370 Picard (2014, S. 97)

371 Picard (2014, S. 97 ff.)

Wahrheiten, sie machen sichtbar, welche Potentiale, Kräfte, Energien und Themen uns und die reflexive Welt gerade bewegen. Krafttierarbeit ist somit Ressourcenarbeit.
Für jedes Tier finden sich bestimmte Zuschreibungen, mit denen wir in Resonanz gehen. Auch die Stärken, Schwächen und Eigenschaften des Krafttieres sind uns hilfreiche Wegweiser. Ein Krafttierbild regt die Imagination an und stellt Kontakt zur psychisch-seelischen Welt des Menschen her. Es wird zum symbolischen Bedeutungsträger und weckt die Intuition. Dabei geht es nicht um allgemeingültige Zuschreibungen, sondern um individuelle Resonanzen. Oft decken sich diese gerade in Bezug auf Tiersymbole mit einer archetypischen Essenz. Denn auch Tiere und ihre Bedeutung für die Menschen sind Ausdruck starker intelligenter Feder.

Hier erinnere ich meine Seminarleitung für eine Weiterbildung in der Flüchtlingshilfe mit einem Modul „kreativer Begegnungsraum“. In diesem Seminar ging es darum, inwieweit eine künstlerische Begleitung und Unterstützung zur Stabilisierung und Integration Geflüchteter sinnvoll sein kann. Wir hatten u.a. mit dem Thema Tierbilder gearbeitet, da das Symbol Tiere gerade in der Flüchtlingsarbeit jenseits religiöser und kultureller Unterschiede Türen öffnet und Kontakt ermöglicht. Die Teilnehmer hatten dazu im Rahmen einer Selbsterfahrung nachgefühlt, welches Tier ihnen gerade in den Sinn kommt, das sie anschließende künstlerisch umsetzen sollten. In der Reflexion war sehr beeindruckend, dass sämtliche Teilnehmer bei ihren Tierbildern sehr persönliche und positiv besetzte Erinnerungen, zumeist aus der Kindheit, hatten. Eine Teilnehmerin beispielsweise malte einen Zebrafinken und berichtete, dass sie in ihrer Kindheit auf dem Dachboden der Eltern eine kleine Zucht mit diesen Vögeln betrieben habe. Eine wunderbare Geschichte reihte sich an die nächste und breitete sich im Raum unter den Zuhörern aus. Es war fast wie eine „Märchenstunde“, alle lauschten, hörten gebannt zu. Ich habe in diesem Moment nochmals am eigenen Leibe gespürt, was ich immer wieder propagiere, nämlich dass der künstlerische Ausdruck für sich spricht. Auch ohne eine Reflexion über die Tierbilder, wie wir sie im Rahmen der Gruppenarbeit durchgeführt haben, wirken diese Geschichten im

Hintergrund. Die Ressourcen haben sich über die Tierbilder in der gesamten Gruppe manifestiert, die Geschichten haben dies dann noch verstärkt.
Nun gibt es verschiedene Wege ein Krafttier in die Veränderungsarbeit einzubeziehen. Für eine Gruppenarbeit kann das Krafttier etwa durch eine Fantasiereise eingeführt werden. Es reicht aber auch nach einem Lieblingstier zu fragen. In der Einzelarbeit eignen sich auch Karten oder Bücher mit Tierbildern oder Spielzeugtiere. Ich habe mit Flüchtlingskindern ein Krafttierkartenset entwickelt, das sich für Beratung, Coaching und Therapie eignet.[372] Oft reicht schon ein intuitives in sich Hineinhorchen, um ein Krafttier für eine momentan belastende Situation zu finden und es anschließend künstlerisch umzusetzen. Der Weg zum Krafttier kann auch über die fünf Intelligenzen des Synergiemodells (Kapitel 5) angetreten werden, indem der jeweiligen Intelligenz etwa durch eine Fantasiereise intuitiv ein Krafttier zugeordnet wird. Dadurch bekommen Krafttier und die Intelligenzen eine erweiterte Ebene, mit der gearbeitet werden kann. Denn auch die fünf Intelligenzen des Synergiemodells sind, wie erläuterte wurde, metaphorische Platzhalter für die Intuition. Krafttier und Intelligenz spiegeln und stützen sich wechselseitig.
Die Krafttiere sind ein Schlüssel zur Intuition, mit dem ein Anliegen weniger logisch, sondern mehr spielerisch sensitiv geklärt werden kann. Durch die Verbindung der Anliegen des Klienten mit den Krafttier-Bildern, werden Themen und Prozesse neu erfahren, die Perspektive erweitert und neue Handlungsstrategien entwickelt. Die Arbeit mit Krafttieren folgt keinen statischen Regeln. Sie nehmen Kontakt zu der intuitiven Wahrnehmung auf, spiegeln Gedanken, Anliegen, Wünsche und fördern kreatives Denken. Freies Assoziieren zu den Krafttieren stellt den Bezug zur Imagination und Intuition her, während ein Interpretieren eher die kognitiven Denkprozesse fördert. Die Imagination und Assoziation beinhaltet eine Rückbesinnung auf die Bilderwelt der Seele und zwar ohne großen Erklärungsaufwand.

372 Infos www.krafttier.reisen

Die Assoziationen zum Symbol Krafttier erfolgen auf der Bild- und Bedeutungsebene, wobei man davon ausgehen kann, dass sich auch über das Symbol Krafttier aus holografischer Perspektive das zeigt, was aus dem sprachlosen Raum in die Manifestation gelangen will.

Auf der Bildebene geht es darum wahrzunehmen, was bildlich entstanden ist. Das sind die wahrnehmbaren Phänomene, die jenseits der Bedeutung für alle Beobachter sichtbar sind. Das Material, die Farbgestaltung, Formgebung, Strichführung etc. Was ist sichtbar geworden? Wurde der gesamte Gestaltungsrahmen auf dem Blatt ausgeschöpft. Welches Material wurde verwendet? Welche Farben? Fragen der sinnlich überprüfbaren, materiellen Qualität des Werkes stehen hier im Fokus.

Auf der Bedeutungsebene steht der Inhalt im Vordergrund. Die wechselseitigen Assoziationen in Bezug auf die fünf Intelligenzen und das Krafttier erfolgt intuitiv.

Unterstützende Fragen, wie folgende, können hilfreich sein:

- Was verbinden Sie mit dem Krafttier?
- Welche Stärken und Schwächen, Eigenschaften hat Ihr Krafttier?
- Was kann es gut, nicht so gut?
- Wie und wo lebt es?
- Einzelgänger, Herdentier?
- Welche Kräfte hat es?
- Welche Beziehung haben Sie zu dem Tier?

Eine verstärkende Ressource schafft ein selbst geschaffenes **Krafttier-Mantra**, als individueller heiliger Vers, nachdem man sein Krafttier gemalt hat. Bei der Suche nach einem eigenen Mantra schwingen vor allem zwei Fragen mit:

- In welcher Situation möchte ich das Mantra nutzen?
- Welchen Zustand/welches Gefühl will ich durch das Mantra herbeiführen?

Diese Fragen werden nicht bewusst gestellt, sie wirken im „Hintergrund“ bei einer Entscheidung für ein bestimmtes Mantra. Wenn ein Mantra „passt“, dann spürt man es intuitiv, so die Botschaft des Therapeuten. Der Klient malt sein Krafttier. Nach der Bildbetrachtung reduziert man die Botschaft des Krafttieres auf höchstens drei Kernbotschaften und bildet daraus ein Krafttier-Mantra (die persönlichen Hintergründe der Klientin zum entstandenen Drachen-Mantra unter Kapitel 6.7 Nah-Lebens-Erfahrung)

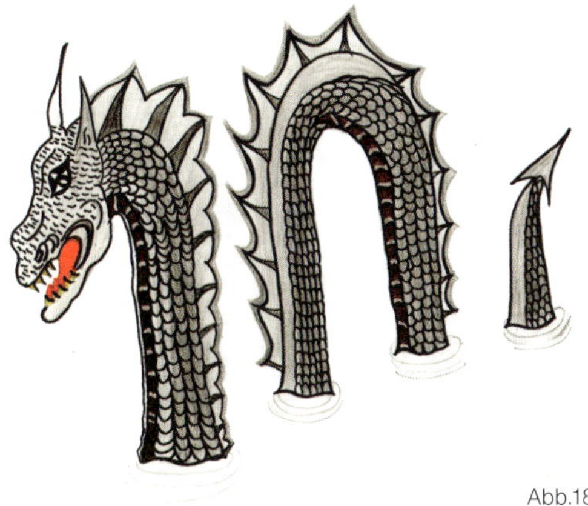

Abb.18

Drachen-Mantra: *Ich spüre die Kraft des Drachen*
Drache Frau 33 Jahre

Praxisbeispiel Krafttier

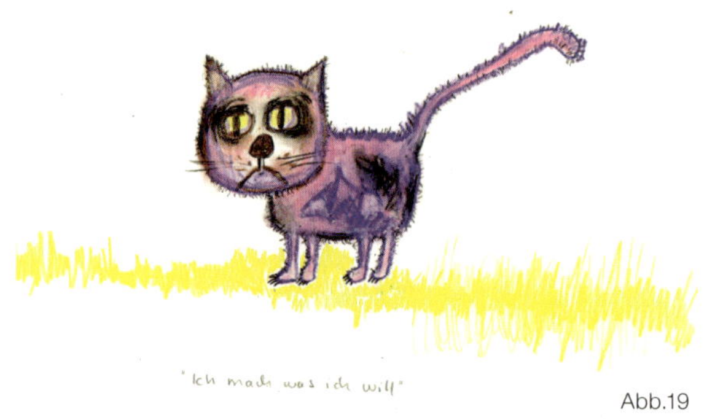

Abb.19

Katze, Frau, 46 Jahre

Die Krafttierarbeit mit einer Klientin, die wegen Beziehungsproblemen in die Praxis kam, rahmt das folgende Beispiel. Das von ihr erlebte Problem in ihren Beziehungen bezog sich auf das Thema Nähe und Distanz. Sie lebte bereits seit vielen Jahren allein. Beziehungen waren für sie stets mit Schmerz und Verlustängsten verbunden. Sie schilderte, dass sie den Zugang zu ihren eigenen Bedürfnissen und Gefühlen in der Begegnung mit dem anderen sehr schnell verlieren würde und eher darauf achte, was der andere brauche. Wir arbeiten in diesem Kontext auch mit dem Krafttier.

Wie ist die Katze als Krafttier heute zu Ihnen gekommen? Was erzählt Ihnen das Bild?

Die Katze war gleich da, als Sie danach fragten welches Tier mich unterstützen könnte, mein aktuelles Krafttier sein könnte. Die Katze guckt ziemlich grimmig, das hat mich dann erst irritiert, aber dann dachte ich, nein, die schaut eher bockig, so wie „ist mir doch egal, ich mach was ich will". Das gefällt mir, da kann ich viel mit anfangen, ich brauche Freiheit, Luft zum Atmen. Ich finde selber auch den gelben Boden interessant, das sieht aus wie ein Rasen aber auch wie ein EKG bloß in Gelb, wie die Herzfrequenz. Dazu passt auch das irgendwie elektrisierte Fell, das steht auch „unter Strom". Die Katze sieht aus, als sei sie an einen elektrischen

Zaun gekommen. So geht es mir auch oft, ich kann ganz schwer runter kommen, stehe unter Strom, gleichzeitig hab ich auch sowas katzenähnliches in mir, eigensinnig aber auch kuschelig geschmeidig. Ich bin eher eine Einzelgängerin, ich ziehe es vor allein zu sein statt in langweiliger Geselligkeit. Gleichzeitig bin ich dann manchmal zu allein. Für mein Beziehungsthema ist das natürlich schwierig, also für einen Partner. Ich gerate entweder schnell in die Abhängigkeit, verliere mich in dem anderen, verliere den Kontakt zu mir. Oder ich gehe ins Gegenteil, in die Unabhängigkeit, in den Rückzug. Ich wünsche mir sehr, hier eine bessere Balance hinzubekommen.

Frage: Wie kann Ihnen die Katze dabei helfen?

Die Katze hat ja auch sehr gute Instinkte, das habe ich auch, eine gute Intuition. Ich weiß auch was mir hilft in meine Intuition zu kommen. Ich habe gerade so ein Gefühl von: ich brauch viele klitzekleine Dosen von Abhängigkeit und Unabhängigkeit, rein raus, in das eine, das andere. Und ich muss meine Unabhängigkeit im Blick behalten, da ich eher in die Abhängigkeit reinkomme, mich verliere und dann auch den Kontakt zu mir selbst.

Frage: Wie kann die Katze dabei helfen? Was gefällt Ihnen an der Katze als Krafttier?

Mit gefällt an ihr, dass sie so beides hat: kuschelig, anschmiegsam, schmusig und das schönste Geräusch der Welt ist das Schnurren. Dann kann sie aber auch bockig und eigensinnig sein, fauchen und kratzten. Das beschreibt mich ganz gut. In der Beziehung hab ich dann aber Angst, wenn ich bockig bin, dass ich verlassen werde.

Frage: Was fällt Ihnen noch an Ihrer Katze auf? Was sagt die dazu?

Wenn ich mir das Bild genauer anschaue, dann fällt mir zunächst der lange Schwanz der Katze auf. Der Schwanz einer Katze ist ja auch für das Gleichgewicht. Damit stellt die Katze beim Springen das Gleichgewicht her. Das passt für mich im übertragenen Sinne auf das, was ich eben gesagt habe. Balance zwischen den Polen Autonomie und Abhängigkeit. Gleichzeitig sieht der auch aus wie eine Antenne. Der Schwanz der Katze navigiert sie intuitiv. Es könnte auch ein Blitzableiter sein, für den „Strom", der die Katze von außen stört, angreift. Gegen die Stromschläge.

Frage: Was sind das für Stromschläge?

Ich weiß auch nicht, sowas wie, tu dies, tu das, mach die, lass das, all das, was von außen auf mich reinprasselt.

Frage: Was fällt Ihnen noch auf?

Die Katze ist rosa-lila, das sind für mich typische Mädchenfarben bzw. Frauenfarben. Als Teenager bin ich nur in lila rumgelaufen. Gleichzeitig hat die Katze viele Flecken, Blessuren, wie blaue Flecken oder Beulen. Die braucht etwas Pflege und Zuspruch, scheint mir. Diese Stromschläge, wie ich sie eben beschreiben habe, passen auch gut in die Zeit als Teenager, da war ich extrem unter Druck und überkontrolliert von meiner Mutter. Ich konnte es ihr nie recht machen.

Zum Schluss die Frage: Welche drei Eigenschaften oder auch Fähigkeiten der Katze sind für Sie jetzt heute und hier hilfreich?

Kratzbürstigkeit, anschmiegen, ich mach was ich will.

Und wenn es ein Katzen Mantra gäbe, einen persönlichen heiligen Vers, wie könnte der für Sie lauten?

„Ich mach was ich will"

Bezüglich des künstlerischen Ausdrucks überraschte die Klientin zum einen das unbeabsichtigt grimmige Gesicht der Katze. Irritation ist ein sehr willkommenes Zeichen dafür, dass neue Ideen und Informationen fließen können, denn der Verstand ist für einen kurzen Moment „ausgeschaltet". Dies weckt die intuitiven Prozesse. Die Bedeutung des „grimmigen Gesichts" war dann für die Klientin sehr wichtig (bockig sein dürfen). Sehr interessant ist auch die Strichführung zur Gestaltung des Fells, womit die Klientin „unter Strom stehen" assoziierte. Die gelbe Fläche unterstütze diesen Eindruck, hier kam das Bild eines EKG. Auch die Farbgestaltung der Katze (rosa-lila mit „Beulen"), die an die schwere Teenagerzeit erinnerte, weckte neue Assoziationsketten. Diese Erkenntnisse sind intuitiv über die Farben, Strichformen und Bedeutung des Kunstwerks erschienen. Das Kunstwerk bringt Informationen durch Assoziationen, die im Gespräch ohne das geschaffene Werk schwerer möglich gewesen wären. Denn die Prozesse des Erlebens und Verarbeitens erfolgen über die Bildsprache, nicht über das kognitive Nachdenken.

Auch im Kontext der Krafttiere kann ergänzend mit den fünf Intelligenzen des Synergiemodells gearbeitet werden, indem diese mit einem Tier in Bezug gebracht werden. Hier ein paar Anregungen:

- Für welche der fünf Intelligenzen steht das Tier?
- Welches Tier könnte für diese Intelligenz stehen?
- Welche Bedeutung hat für Sie diese Intelligenz?
- Welche Worte finden Sie dafür?
- Warum?

Der Löwe, der majestätische Herrscher

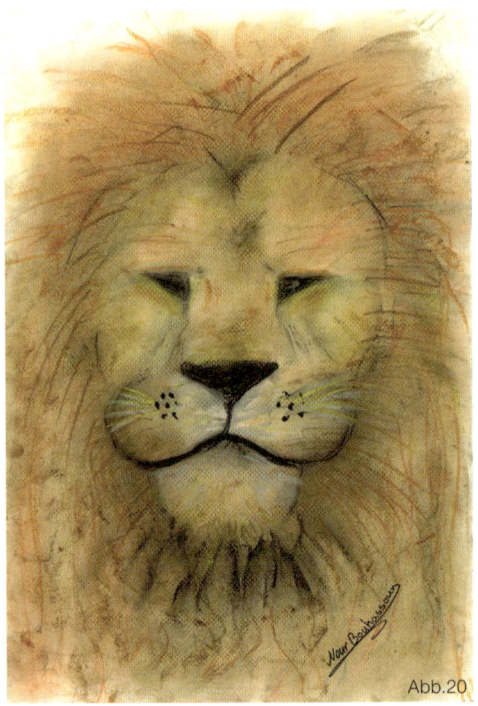

Abb.20

Kunstprojekt Krafttiere www.krafttier.reisen

Beispiele für Wortimpulse zur **rationalen Intelligenz**: Dynamik, Sinnesschärfe, Wettkampf, Erforschen, Lernen, Macht, Verstehen, Wissen, Erkenntnis, Beobachten, Klarheit, Spielen, Realität, Einsichten, Gelehrigkeit, Verstand, Imitation, Objektivität, Schwert, Aufbruch, Entscheidung, Kontrolle, Reflexion, Beratung, Forschen, Selbstbeschränkung, Distanz, Führen, Aufgabe, Standpunkt, Scharfsinn, Gespräch, Wissensdurst, …

Die Ente, Botschafterin der Geborgenheit

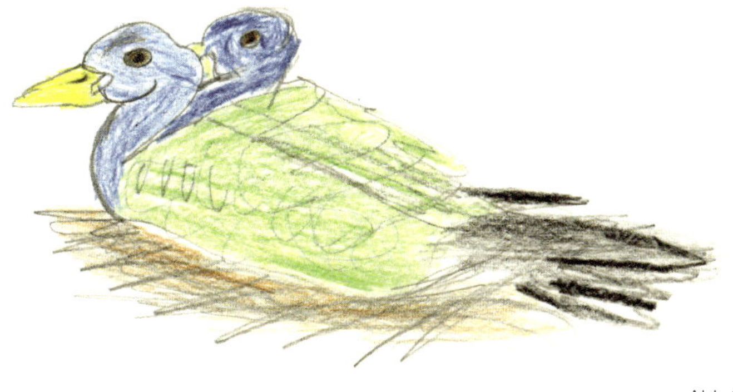

Abb.21

Kunstprojekt Krafttiere www.krafttier.reisen

Die **emotionale Intelligenz** kann stehen für: die weibliche Seite, Wasser, Sein, Intuition, Gefühl, Geschehenlassen, Heilung, Hingabe, Fülle, Empfänglichkeit, Loslassen, Erfüllung, Vergebung, Leidenschaft, Frieden, Vertrauen, Liebe Sanftheit, Weinen, Dankbarkeit, Schmerz, Träume, Fürsorge, Unbewusstes, Hoffnung, Berührung, Sinnlichkeit, Nächstenliebe, Trauer, Verbundenheit, Sehnsucht Glück, Innerer Reichtum, Kunst, Wünsche, Verträumtheit …

Das Zebra, Jongleur zwischen den Polaritäten

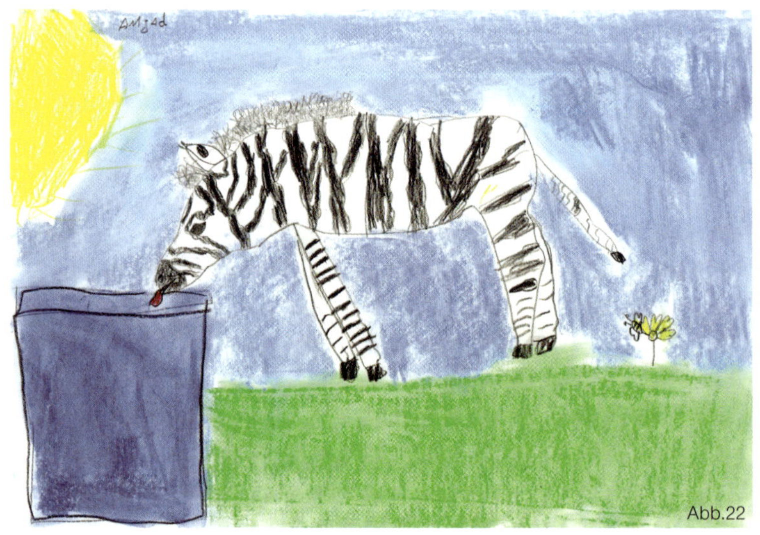

Abb.22

Kunstprojekt Krafttiere www.krafttier.reisen

Die **strukturelle Intelligenz** resoniert etwa mit den Worten: Gedächtnis, Erinnerung, Weisheit, Ich ordne, Stabilität, Jahreszeiten, Naturgesetze, Orientierung, Erde, Ernten, Reife, Zyklus, Regeln, Sättigung, Nahrung, Gerüst, Langsamkeit, Neubeginn, Geduld, Rhythmus, Sockel, Materialismus, Versorgung, Fürsorge, Orientierung, …

Die Maus, die Führerin durch das Labyrinth

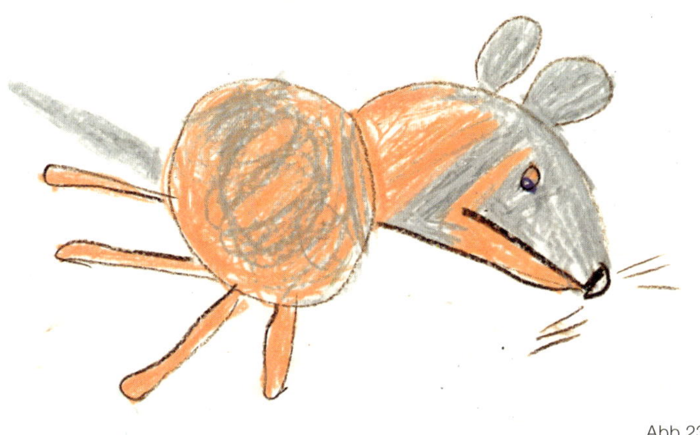

Abb.23

Kunstprojekt Krafttiere www.krafttier.reisen

Die **inspirative**, **spirituelle Intelligenz** kann stehen für: Reinheit, Verwandlung der Seele, Feingefühl, Kräfte, Inspiration, Weitblick, **ich bin begeistert**, Zuversicht, Fantasie, Flügel, Charisma, Kribbeln, Entfaltung, Überwindung, Demut, Geheimnis, **Kreativität**, Stäbe, Stille Meditation, Faszination, **Idee**, Verwirklichung, Unbewusstes, Erstaunen, Horizonte, Sturm, Transzendenz, Schwingungen …

Der Drache, die Kraft des Chaos

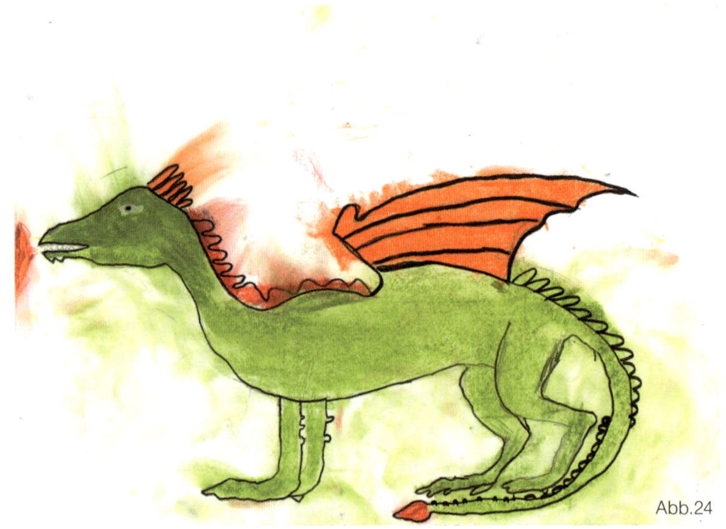

Kunstprojekt Krafttiere www.krafttier.reisen

Die **Herzensintelligenz**, **synergetische Intelligenz** kann stehen für: uraltes Wissen, das NICHTS, der Joker, Tao, Kraftfelder, Schicksal, Weisheit der Quelle, Nondualität, Prana, der Narr, Äther, das Göttliche, Nullpunkt, Hyperraum, Zufall, Einheit, Magie, Wunder, Schöpfungskraft, Quelle, u.v.m.

6.3.1.2. Das wilde Tier in mir

„Das wilde Tier in mir“ steht als Metapher für unsere archaischen Urkräfte und Instinkte. Es spiegelt auch die „Weisheit unseres Körpers“, den innewohnenden Heilungsplan. Das ungezähmte Tier kennt den Weg, macht was es will, jenseits von Glaubenssätzen, Regeln und Konventionen. Es steht auch für nicht normerwünschte Verhaltensweisen wie das Unbeherrschte, Wütende, Ungerechte, Triebhafte und Gewalttätige.

Diese in einer Metapher festgehaltene archaische Urkraft ist ein Transmitter für Feldinformationen. Dieses Wildtier kann man mit unterstützenden Fragen zu vollem Leben erwecken.

- Was würde dein wildes Tier jetzt gern tun?
- Wo würde es bleiben wollen, hingehen, sich verstecken etc.?
- Möchte es in Gesellschaft oder allein sein?
- Fühlt es sich gefangen?
- Fühlt es sich wohl und frei?
- Fühlt es sich bedroht?
- Wie würde es auf die Bedrohung reagieren?
- Bekommt es genug Aufmerksamkeit?
- Wie kann es dich unterstützen?

Praxisbeispiel

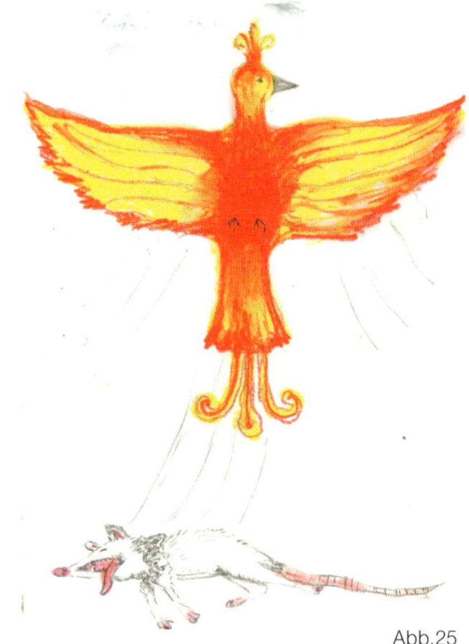

Abb.25

„Das wilde Tier in mir“ einer Klientin

Der Klientin, Mutter zweier Kinder, war überraschend „wegen der Kinder“ das Arbeitsverhältnis als Arzthelferin gekündigt worden. Der Kündigungsgrund war für die Klientin besonders schmerzlich, da sie sich nicht nur mit erheblichen Überstunden zu Lasten der Kinderbetreuung sehr in die Arbeit „reingehängt“ hatte, sondern seitens des Arbeitgebers „nie etwas zurückbekommen hatte“, im Gegenteil, ihr nun sogar gekündigt wurde.

Wut, Verunsicherung und Selbstzweifel belasteten sie. „Was will ich eigentlich und was kann ich?“ Die Klientin stand vor einer beruflichen Neuorientierung. Sollte sie etwas ganz Neues wagen? Ihr Interesse galt seit längerem auch der Ernährungsberatung. Die Zweifel als Mutter zweier noch betreuungsbedürftigen Kinder einen Neustart zu wagen waren groß. Die Klientin sah in ihrer Zwangspause trotz aller Ängste, Irritationen und Befürchtungen aber auch eine Chance ihre berufliche Zukunft nochmals neu zu denken.

Zu diesem Thema malte die Klientin ihr inneres Tier, als Symbol für das ungezähmte wilde Wesen, das jenseits von gesellschaftlichen Erwartungen, Rollenklischees und behindernden Glaubenssätzen einfach das tut was es will. Zunächst entstand ein Opossum (Abb. 25), das völlig erschöpft, fast schon tot am Boden liegt. Dies stehe als Sinnbild für ihren momentanen Zustand, so die Klientin. „Für ein Gefühl der Angst vor und das Umgehen mit Konflikten, der daraus resultierenden psychischen Erschöpfung durch Überforderung. Psychisch ausgelaugt sei es einfacher sich totzustellen, als in die Konfrontation zu gehen, so die Klientin. Es gäbe für sie derzeit keine andere Strategie als sich totzustellen, „totaler Zusammenbruch, aber auch das Gefühl der inneren Leere, des sich innerlich Totfühlens."

Das Opossum ist ein beeindruckendes Sprachbild für den Zustand, in dem sich die Klientin befand. Dieses langsame, kleine Tier stellt sich in Stresssituationen tatsächlich tot. Im Amerikanischen spricht man bei der Überlebensstrategie des Erstarrens daher auch von „playingopossum". Und diese Strategie kann auch sehr nützlich sein. Denn nach einer abrupten, schockartigen Lebensveränderung, die zu einem Um- bzw. Neudenken zwingt, machen Rückzug und Innenschau oft mehr Sinn, als hektischer Aktivismus. Gerade in Zeiten der Unsicherheit und Angst wollen wir Dinge oft Ungeschehenen machen (Wunsch nach Leugnung) oder sie so schnell wie möglich hinter uns bringen (Wunsch nach Beschleunigung). Das „Aushalten" der unsicheren Phase, das Entstehenlassen von Neuem, stellt die größte Herausforderung dar. In weiteren Sitzungen stellte sich diese Eigenschaft der Klientin, Ruhe zu bewahren, genau hinzuschauen, keine übereilten Entscheidungen zu treffen, damit auch als eine große Stärke heraus.

Aus dem Opossum hervor geht ein feuerroter Phönix, der fast wie eine Rakete in den Himmel steigt, stolz und zielgerichtet. Der mythische Vogel, der am Ende seines Lebenszyklus verbrennt, um aus der Asche wieder neu zu entstehen, erhebt sich über dem Opossum, eine beeindruckende Bildsprache. Der symbolische Ausdruck ist nach C.G. Jung darin zu suchen, in Analogien etwas noch Unbekanntes und Werdendes sichtbar zu machen.[373] Diese Idee des Entstehenden lässt sich in der Symbolik

373 Menzen (2017)

des Kunstwerkes wiederfinden. Der bleierne Zustand der Klientin, die sich wie ein Opossum fühlte, bezog sich auf ihr gegenwärtiges Gefühl. Der Phönix hingegen spiegelt die im Entstehen befindliche Zukunft, in der Vieles und vor allem Neues denkbar und möglich ist.

6.3.1.3. Der Faulpelz

„Das Riesenfaultier, mammutgroß
Und faul natürlich, bodenlos,
Ist ausgestorben, wie man weiß:
Man hat es umgebracht, mit Fleiß!
Ein kleines lebt noch, namens Ai,
In Uru- wie in Paraguay.
Es rührt sich, hängend hoch im Baum,
Mitunter ganze Tage kaum,
Die Früchte wachsen ihm ins Maul,
Doch ist´s zum Fressen noch zu faul.
Um aber nicht vom Ast zu fallen,
Besitzt es große Sichelkrallen.
Noch nie hat es daran gedacht,
Wie weit durch Arbeit wir´s gebracht:
Zum Ende der Gemütlichkeit,
Zu Kriegen – wahrhaft, herrlich weit!
Vielleicht kehrt, als zum einzigen Glück,
Der Mensch zur Faulheit noch zurück!“

Eugen Roth (1895-1976)

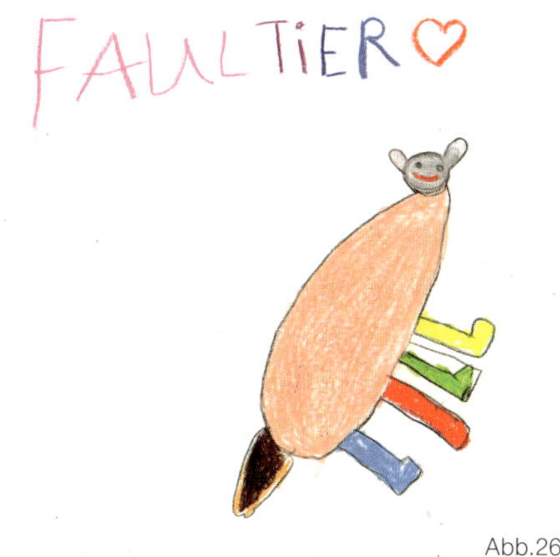

Abb.26

Mädchen 10 Jahre, Kinderatelier

Wir sind in unserer westlichen Welt sehr auf das Handeln fokussiert, weniger auf das Sein. „Faul sein" ist negativ konnotiert. Aktivismus hilft aber gerade in Krisensituationen nicht immer. Gerade in Veränderungsprozessen fokussieren Betroffene aber viel zu oft auf den aktiven Pol, das Handeln. Denn es muss und soll möglichst schnell etwas geschehen, eine Veränderung erfolgen. Es folgt der dringende Wunsch nach Beschleunigung. Der schmerzhafte Zustand soll so schnell wie möglich beendet werden. Zum anderen besteht die Gefahr der Leugnung, dem Wunsch, dass alles wieder so seins soll wie es vorher war. Um diesen Gefahren in einem Veränderungsprozess zu widerstehen, hilft es, sehr bewusst wahrzunehmen und im Moment zu bleiben. Dafür lohnt es sich, faul zu sein, ein Faulpelz zu sein und diesen künstlerisch umzusetzen, um die Botschaften des inneren Faultiers zu empfangen.

Der Faulpelz bzw. das Faultier steht in diesem Kontext auch für die innere Instanz in uns, der Konventionen, gesellschaftliche Zwänge und übernommene Glaubenssätze völlig egal sind. Was würde ich jenseits all der Zwänge wollen und tun oder nicht tun?

Praxisbeispiel „Die schwarze Schlange“

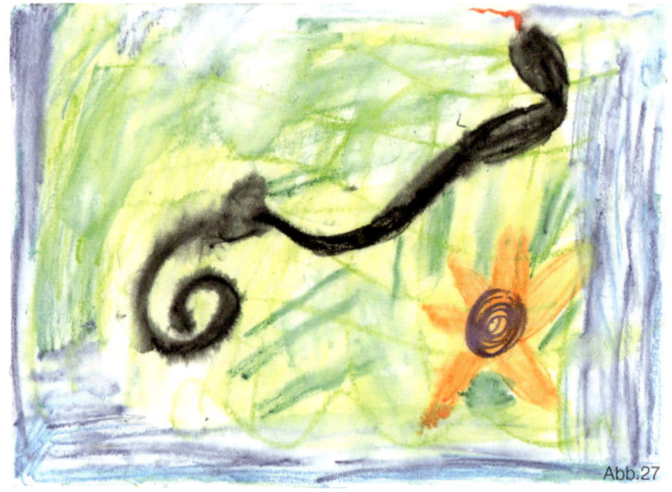
Abb.27

Die Klientin hatte nach langer berufsbedingter Erkrankung und folgender Erwerbslosigkeit eine berufliche Rehabilitation zu absolvieren, in die sie viele Hoffnungen gesetzt hatte. Ihren individuellen Wünschen und Bedürfnissen wurden vom Träger aber kein Raum gegeben. Sie bekam weder Impulse für die Zukunft, noch fühlte sie sich in ihren Anliegen verstanden oder unterstützt. Dem Rentenversicherungsträger gegenüber wurden seitens des Trägers sogar negativ konnotierte, bewertende Mitteilungen gemacht, wie etwa dass sie „Widerstände zeige“. Für sie stand die Entscheidung nach einem Wechsel des Trägers an.

In diesem Kontext starteten wir mit der Idee eines Bildes zum „inneren Faulpelz“, als jene Instanz in uns, die keinen Konventionen und äußeren Zwängen unterliegt, die nichts tun muss, aber alles tun darf. Wir begannen den kreativen Prozess mit einem Gedicht von Eugen Roth (siehe im Eingang des Kapitels).

Klientin: *„Ich bin überrascht, dass eine Schlange entstanden ist. Die schwarze Farbe war unbedingt nötig; kräftig und dominant, denn es geht nur um mich. Als ich mit dem Bild begann, war alles so klar. Ich habe so selbstverständlich aus mir heraus zu und aufs Papier gebracht, es floss aus mir heraus. Die Schlange an sich ist entspannt und trotzdem reaktionsschnell. Sie kann sich in der Sonne entspannen und genießen und Mahlzeit verdauen. Mir ist im Zusammenhang mit Verwandlung der Begriff „Häutung" gekommen und das tut die Schlange ja regelmäßig. Dann finde ich den Rahmen (eingezäunt) nochmal interessant. Die Schlange geht mit ihrem Kopf aus dem Rahmen, will die Begrenzung verlassen. Entspannung auf dem Bild zeigt sich für mich auch durch den Schwanz der ja spiralförmig entspannt am Boden ist. Bodenhaftung (ganzkörperlich und tief im grünen Boden, den Kopf zum Himmel) mit großem Bezug zur Natur und Weite ist. Das ist auch ein Kriterium von Entspannung bzw. Faulsein. Auch die Blume steht für mein Bezug zur Natur, für Freude, Vielfalt, Farb- und Strahlkraft und Wachstum mit Vergänglichkeit und Wiederkehr.*
Mit dem Bild bin ich sehr glücklich (ich glaube so ging es mir lange nicht mit einem Bild!), über das, was ich da sehe. Ich kann das auch sehr gut annehmen und mich nicht durch andere – vielleicht auch irritierende Gedanken – verunsichern lassen, sondern ganz bei mir bleiben. Ich bin wichtig und ich konzentriere mich ganz auf mich. Sehr stimmig finde ich, dass mein chinesisches Sternzeichen Schlange *ist.*
Für mich hat sich erneut gezeigt, ich bin anders und mein neuer Umgang damit ist: das ist gut so. Dieses zeigte sich in der Vergangenheit ja häufiger. Und es ist für mich eine ganz wundervolle und beglückende Erfahrung, dass ich das annehme und es mir damit gut geht und ich mich nicht verunsichern lasse. Puhh!, was für eine Arbeit und was für ein Erfolg. Ich bin bereit für den nächsten Schritt."

6.3.2. Hände

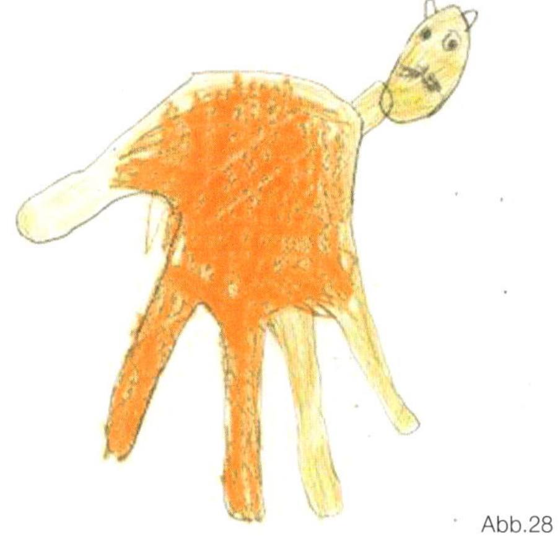

Abb.28

Junge, 8 Jahre

Mit den Händen berühren wir die Welt, Dinge, Tiere, Menschen. Wir begrüßen andere mit einem Handschlag. Wir beten mit den Händen. Die Hände setzen wir für unsere Arbeit ein, für Handgriffe im Alltag. Sie können schlagen oder streicheln, anpacken oder ruhen. Unsere Hände unterstützen uns auch in der Kommunikation.
Wir haben Redewendungen um die Hand, etwa „jemandem die Hand reichen" als Geste der Versöhnung oder „da bist du in guten Händen" als Synonym dafür, geschützt, in Sicherheit, gut aufgehoben, wohl behütet bei jemanden zu sein.
Mit der Hand bzw. den Händen, können wir auch künstlerisch arbeiten. Dazu zeichnet man mit einem Bleistift den eigenen Handumriss einer oder beider Hände auf ein Din A3 Papier. Anschließend wird die Hand künstlerisch gestaltet. Dabei kann man entweder frei arbeiten oder auch einen Gestaltungsauftrag geben wie zum Beispiel:

- ein farbiges Muster gestalten,
- den Empfindungen in der Hand bestimmte Farben zuordnen („wo fühlt es sich warm, kalt, taub, gefühlsintensiv an und welche Farbe steht dafür?")

- inhaltlich zu arbeiten („wen oder was möchten deine Hände halten oder berühren? Was möchten deine Hände tun oder nicht tun?)

Wie bei jeder Symbolarbeit geht es auch bei der künstlerischen Arbeit mit dem Symbol Hände zunächst um individuelle Resonanzen.

- Was zeigt sich dir auf der Bildebene (Material, Farben, Farbintensität, Hintergrundfarben, Strichführung, Formgebung, Handform im Bild etc.; wurde der gesamte Gestaltungsrahmen auf dem Blatt ausgeschöpft)
- Wenn die Hand sprechen könnte, was sagt sie dir?
- Wollen die Hände etwas tun oder gerade nicht tun?

Praxisbeispiel

Die Klientin hatte sich nach einer einjährige Beziehung „mit viel Nähe, dann wieder Kontaktabbrüchen … viel hin und her" von ihrer Freundin getrennt. Das sei ein rationaler Schritt gewesen, um sich vor den destruktiven Beziehungsmustern zu schützen. Nun versuche sie der Trennung bzw. der Ex-Freundin nicht zu viel Aufmerksamkeit zu schenken. Das funktioniere aber nicht so gut. Wir arbeiteten mit dem künstlerischen Auftrag einen Handumriss zu malen und diesen dann zu gestalten.

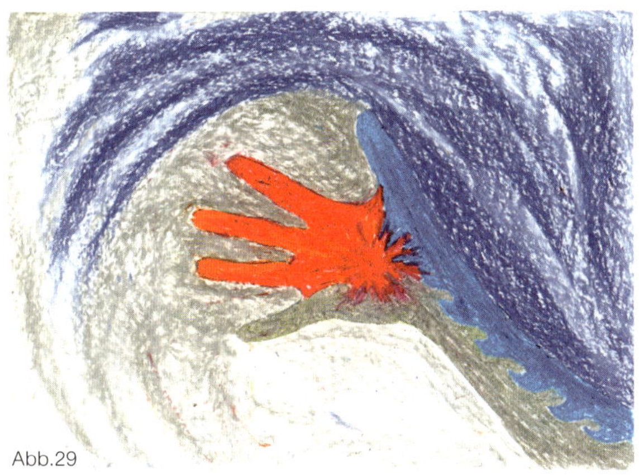

Abb.29

Klientin: „*Ein Grau. Das Nicht-fühlen, abgelenkt sein, auch „nein, ihr gebe ich keine Aufmerksamkeit mehr“, kalt, nebelig, unlebendig, abgeschnitten vom Fühlen, einsam, rational. Auch das nicht in Beziehung gehen können bzw. wollen mit anderen Mensch. Das „ich scheiß auf alle und lass mich nicht mehr ein.“*
Das Blau. die Traurigkeit, das Vermissen, die Tränen, die Enttäuschung und Verletzung.

Das kleine Rot. Die Wut die herauskommen will, Platz braucht! Woran wird sie gehindert? Vielleicht ist da noch der Wunsch nach Kontakt, der große Beziehungswunsch, Auseinandersetzung und Abenteuer, dass ich hoffe etwas bei ihr zu finden was ich nicht finden kann. Dass ich etwas leben will was sie lebt und ich (noch) nicht, Unbedarftheit, Fröhlichkeit, Abenteuer, Spontanität, einfach machen … Vielleicht hemmt das die Wut und das endgültige Abschied nehmen von ihr.
Das Sägeblatt, das ursprünglich eigentlich eine Welle darstellen sollte, verstehe ich am wenigsten. Es fasziniert mich aber. Erst habe ich mich darüber erschrocken, weil ich es nicht gesehen hatte und nun sind eher positive Gefühle damit verbunden. Das Gefühl mich zu befreien, loszulösen, „freizuschneiden“. Etwas zu entscheiden. Da ist auch viel Ambivalenz. Beziehungswunsch und die Angst davor, diesen Konflikt haben wir sehr ausgelebt.
Da ist Angst mich auf den Schmerz einzulassen. Angst vor Depression, schweren Gedanken, Gefühl des „Ungeliebtseins“ und gleichzeitig Angst wenn ich es nicht durcharbeite, ich mich nie wieder auf jemanden einlassen kann.

In der Reflexion sprachen wir vertiefend über das „Sägeblatt“, jenes gezackte Muster vom Unterarm zur Hand verlaufend. Dabei stießen wir auf das Thema der Erneuerung durch Zerstückelung, wie man es als universales Thema aus den Ursprungskulturen, Mythen und dem Schamanismus kennt. „Zerstückelung ist eine mythopoetische Widergabe des Prozesses der Fragmentierung und Auflösung, der zur Unterscheidung und Erneuerung führen kann.“ [374] Auch an dieser Stelle sei wieder darauf hingewiesen, dass es bei der Betrachtung von Symbolen nicht um eine

374 Ronnberg (2017, S. 766)

Zuschreibung oder Interpretation gehen kann, sondern um ein Erforschen des Symbols auf der individuellen Ebene des Klienten. Gerade die unerwarteten und überraschenden Bildelemente, zeigen oft ganz neue Wege und Impulse. Gerade solche überraschenden unbeabsichtigten Symbole, die wie aus dem Nichts hervortreten, zeigen eindrücklich, wie die Sprache des Künstlerischen als Ausdruck der Intuition Wege aufzeigt.

Praxisbeispiel

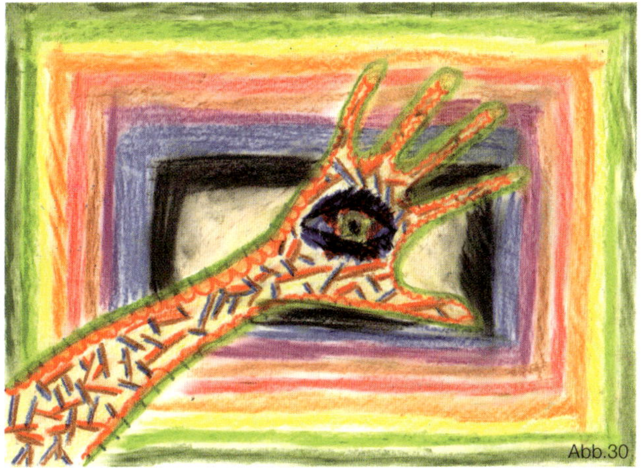
Abb.30

Die Klientin kam nach einer Trennung von ihrem Partner zunächst in eine kunsttherapeutisch orientierte Gruppe, später auch in die Einzelberatung. Sie schilderte zu ihrer Trennung, dass ihre Beziehung zwar „nur kurz", ein Jahr, angedauert habe, aber für sie sehr intensiv und stimmig gewesen sei und sie daher schwer loslassen könne.

Wir setzten in der Gruppe das Thema Hände künstlerisch um. Die Klientin malte das Bild (Abb. 30). In ihrer Reflexion gab sie zu bedenken, dass sie das Motiv irritiere, es seien nicht ihre Farben, es sei viel zu bunt, wirke chaotisch. Ihr gefalle das Bild nicht, es schiene ihr sogar bedrohlich, vor allem das Auge verstöre sie.

Gerade solche Rückmeldungen (Irritation, Verstörung, Chaos etc.) sind im Hinblick auf die Idee der Kunst als intuitive Sprache interessant, denn Irritationen etwa oder auch Chaos treten genau dann auf, wenn der Verstand nicht mehr folgen kann. Und genau dahin wollen wir kommen mit dem künstlerischen Ausdruck. Es geht darum etwas aufzudecken, was im Verborgenen liegt, was dem Bereich der Gefühle und Träume, der Intuition und Eingebungen angehört, nicht der Ratio.
Im Rahmen der Einzelberatung haben wir mit dem Kunstwerk weiter gearbeitet. Die Klientin beschrieb nochmals zusammengefasst ihre Situation: „*Ich habe immer noch unheimlich viel Zuneigung, das typische Verliebtsein, auch mit Hoffnung, das könnte irgendwann noch mal was werden, … und das finde ich, ist absoluten Schwachsinn, vor allem weil das unrealistisch ist und es stört mich, dass ich das nicht aus dem Kopf bekomme.*"
Es zeigte sich deutlich ihr innerer Konflikt, den wir alle aus unserem Leben kennen, zwischen dem Gefühl und dem Verstand. Der Verstand versuchte das Thema logisch-rational zu lösen („unrealistisch"). Das Gefühl dagegen lässt sich von diesen Argumenten aber nicht überzeugen. Was genau wünschen Sie sich, wenn Sie ein Vergrößerungsglas hätten, wo Sie heute und jetzt nochmals genauer hingucken möchten? Mit dieser Frage haben wir die Bildbetrachtung begonnen. *Warum kann ich nicht loslassen?* Neben verschiedenen Assoziationen zu den Bildelementen fokussierte die Klientin zu ihrer Frage vor allem auf das Auge, das die Mitte der Hand dominiert.

„Das bewachende Auge", also das ist sehr bedrohlich. Ich fühle mich selber beobachtet, als wenn ich mich von außen angucke, als würde ich die ganze Zeit auf mein Gefühl gucken und kontrollieren was ich denke, damit ich nicht irgendwo reinrutsche. Es kontrolliert, passt auf was ich denke. Als würde mein Kopf die ganze Zeit meine Gefühle anstarren und sagen: mach bloß nichts Falsches."
In einem positiven Reframing kam die Frage auf, ob „es", dieses kontrollierende Auge, vielleicht wie eine Mutter sei, die sehe wie ernst es um sie stehe, die ihr Kind beschützen wolle, dabei aber zu ängstlich und viel zu kontrollierend auf das Kind einwirke. Was wäre, wenn die Mutter nachgeben würde, das ganze außer Kontrolle geraten würde?

„Sehr viel Angst vor Schmerz, zu viel Leiden, ich muss aufpassen, dass ich daran nicht zerbreche, daher versuche ich das zu unterdrücken und lasse nicht zu, dass ich hoffe …"
Im weiteren Gespräch kam die Option einer Ausbalancierung dieser widerstreitenden inneren Kräfte auf, mit dem Ziel kontrolliert ein wenig die Kontrolle abzugeben, in der Gewissheit, dass da „jemand" ist, die innere Mutter, die aufpasst. Wir arbeiteten an kleinen Schritten der Umsetzung.

6.3.3. Die inneren Weisen

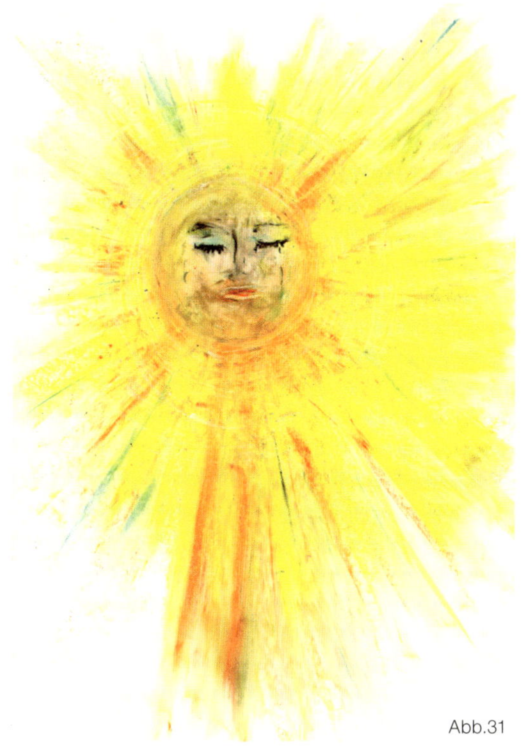

Abb.31

Die weise Frau einer Klientin

Die Idee eines unbewussten Teils in uns, der dem Alltagsbewusstsein des Menschen nicht direkt zugänglich ist, geht zurück auf Sigmund Freud, dem Erfinder der Psychoanalyse. Sein ehemaliger Schüler C.G. Jung griff die Idee modifizierend auf und entwickelte kollektive Urbilder der menschlichen Psyche, die Archetypen, namentlich das Selbst, den Schatten, Animus und Anima sowie die alten Weisen als Weisheitsschicht der Psyche. Auch in der schamanischen Tradition finden wir die alte weise Frau und den alten weisen Mann, die in der so genannten oberen (spirituellen) Welt angerufen werden können. Ob ein vom Bewusstsein abgrenzbarer Teil eines Unbewussten existiert, ist fraglich. Heute setzt sich die Idee eines holografischen Bewusstseins durch, wonach Erfahrungen und Wissen nicht im Gehirn des Menschen abgespeichert sind, sondern in universellen Wissensfeldern, zu denen der Mensch in Resonanz geht. Darum geht es in diesem Buch. Welches Verständnis auch immer man von der Welt der Psyche hat, kann uns das Unbewusste jedenfalls als Metapher Hilfestellung für Probleme und Fragen bieten, die mit dem logischen Denken nicht zu fassen sind. Unser fühlendes Gehirn reagiert auf innere Bilder als Quelle der Intuition. Auch der „Wundermacher" Jan Becker greift diese Idee innerer Instanzen als Quelle der Intuition auf.[375] Die inneren Weisen als kollektives Feld fungieren als sprachliche Bilder. Wir können die alte weise Frau und den alten weisen Mann künstlerisch umsetzen, befragen und bekommen Antworten durch intuitive Impulse, etwa durch Geistesblitze oder innere Bilder.

Ein Beispiel einer inneren Weise ist in Abbildung 31 dargestellt. Die Klientin war überrascht von ihrem Bild, das für sie wie eine Verbindung aus strahlender Sonne und Mond(-gesicht) wirke. Der sonnige Kranz um das Mondgesicht deute aber auch einen Heiligenschein an. Gleichzeitig kam ihr die Assoziation zum „Sonnengeflecht", dem Solarplexus. Die geschlossenen Augen des Mondgesichtes verbinde sie auch mit einer Innenschau oder Meditation. Diese innere Weise zeige sich als Himmelsgestirn. Die Sonne, die für das Leben unerlässlich sei, der Mond, der die Nacht und die dunkle Seite, und auch den inneren Schatten repräsentiere. Die Weisen lassen sich malen oder auch gut mit Ton, Fimo

375 Becker (2016, S. 106 ff.)

oder Pappmasche gestalten. Die künstlerische Umsetzung ebenso wie die Werkbetrachtung setzt Ressourcen frei. Mit dem im Werk symbolisch manifestierten inneren Weisen wird eine Instanz geschaffen, die als Ansprechpartner für die Intuition genutzt werden kann. Als eine spezielle Ausformung dieser Symbolik kann auch der innere Heiler (siehe Kapitel 4) helfen, die Selbstheilungskräfte zu mobilisieren.

Praxisbeispiel

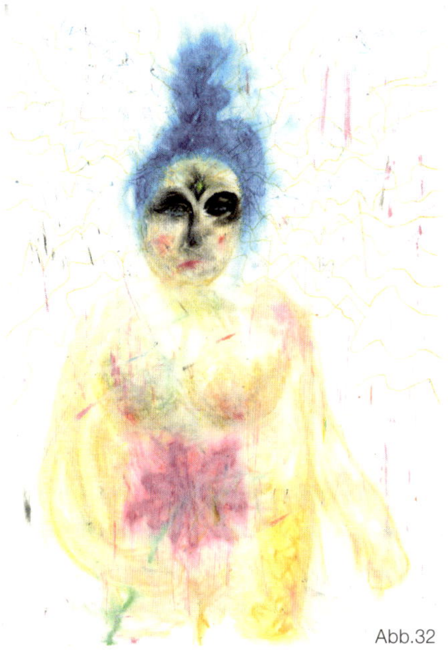

Abb.32

In Abbildung 32 ist die innere Heilerin einer Klientin zu betrachten, die an einer Gruppensitzung zum Thema Abschied teilgenommen hatte. Die Klientin war über ihre innere Heilerin, die wie hinter einer „Milchglasscheibe" nackt mit einer Blume dastehe, überrascht. Zum einen, weil diese mit ihrem fülligen Körper so viel Weiblichkeit ausstrahle, zum anderen weil die Heilerin so einen scharfen Blick habe. Auch das „dritte Auge" fasziniere sie. Im freien Assoziieren der vier Gruppenteilnehmerinnen kamen noch weitere Rückmeldungen:

- Die sieht aus wie materialisierte Energie, als käme sie aus einer anderen Welt
- Wie ein Lichtkegel, der durch die Heilerin fließt
- Die Blume erinnert mich an das Sonnengeflecht im Bauch, der Solar Plexus
- Ja, und das Blau auf dem Kopf wie der Verstand
- Die drückt sehr viel Weiblichkeit aus
- Und die Augen sind sehr streng und fokussiert.

Die Klientin war insbesondere von der Rückmeldung zur Blume als Sonnengeflecht fasziniert, da sie daran nicht gedacht hatte beim Malen, wenn man sie aber fragen würde, wo ihre innere Heilerin im Körper wohne, dann wäre es genau im Solar Plexus. Aber auch die weiteren Rückmeldungen resonierten bei ihr.

6.3.4. Die vier Elemente

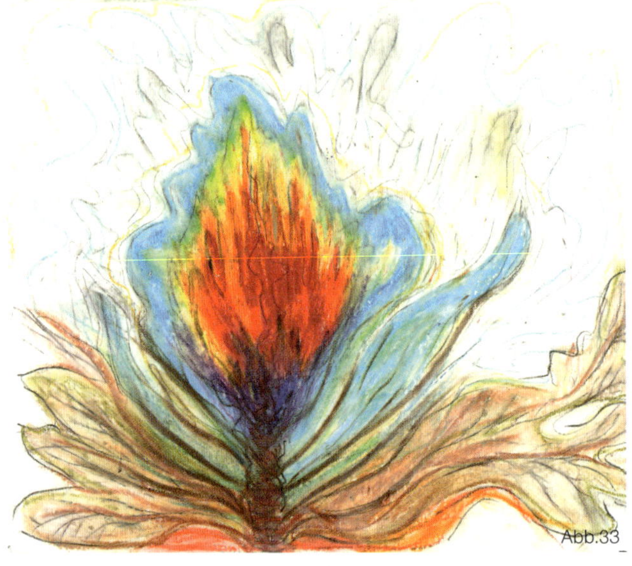

Die vier Elemente

Die vier Elemente sind ein starkes kollektives Feld. Sie sind Symbol und Lebensprinzip. Die vier Elemente als Essenz des Lebens haben eine lange Tradition in unterschiedlichen Kulturen und Epochen, insbesondere der griechischen Philosophie, der Alchemie. Nach der Vier-Elemente Lehre der Antike etwa besteht alles Sein aus den „Wurzelkräften" Erde, Wasser, Luft, Feuer.[376] In ihrer Ganzheit führen sie in die Essenz des fünften Elementes, die Quintessenz, von Aristoteles auch „Äther" genannt. Dieses Element stellt, wie auch im Synergiemodell (Kapitel 5.), die synergetische Verbindung der vier Elemente dar. Die Vier Elemente Lehre war bis ins 17. Jahrhundert hinein bestimmend für die Medizin und ist Grundlage des Periodensystems der Chemie. Sie wurde auch von der Astrologie übernommen. Jedes der Tierkreiszeichen wird einem der vier Elemente zugeordnet. Ein verwandtes Konzept findet sich in der der chinesischen Tradition, die Fünf-Elemente-Lehre, nach der die fünf Grundelemente aus Metall, Holz, Erde, Wasser und Feuer bestehen. Auch in der Kunstgeschichte trifft man auf zahlreiche allegorische Darstellungen der vier Elemente. Die Arbeit mit Symbolen wurde in den vorherigen Kapiteln schon erörtert. Symbole wie die vier Elemente führen zunächst einmal zu einer individuelle Resonanz des Klienten, die sich oft aber auch mit einer kollektiven Bedeutung mischt. Jenseits einer festgeschriebenen Bedeutungszuschreibung stehen die vier Elemente traditionell für folgende Themen[377]:

- Das Element Erde symbolisiert die materielle Welt, dazu gehören die Alltagswelt um uns herum und auch unser Körper, mit dem wir uns in dieser Welt bewegen.
- Das Element Wasser vor allem Empfindungen und Emotionen. Es ist Sinnbild für das Leben, für Wachstum und Entwicklung.
- Das Element Luft spiegelt geistige Ideen, das Denken, Gedanken und Prinzipien wieder.
- Das Element Feuer versinnbildlicht eine innere antreibende Kraft. Das Feuer gibt uns Licht und Kraft (starker Überlebenswille). Auf einer seelischen Ebene repräsentiert das Feuer vor allem Inspirationen und Geistesblitze, Intuition.

376 https://de.wikipedia.org/wiki/Vier-Elemente-Lehre#cite_note-1, 31.08.2017
377 Siehe ausführlich Dahlke (2011)

In der kunsttherapeutischen Arbeit setzt der Klient die vier Elemente künstlerisch um. Dabei kann entweder mit einem konkreten Thema gearbeitet werden. Ich habe zum Beispiel die künstlerische Gestaltung der vier Elemente in einer Gruppe zur Berufsorientierung eingeführt. Hier ging es um das übergeordnete Thema vom Beruf zur Berufung. Mit nachfolgenden Fragen kann eine Orientierung für das Anliegen des Klienten gefunden werden:

Wann bin ich in meinem Element?

- Luft: Wie kann ich die Dinge leichter nehmen?
- Wasser: Was soll ins Fließen kommen?
- Erde: Wo sind meine Wurzeln? Wo brauche ich mehr Bodenhaftung?
- Feuer: Wofür brenne ich wirklich? Wo brennt es? Wo schmerzt es? Wo steckt der Schmerz fest?

Die Abbildung 33 zeigt ein Beispiel eines Werkes aus einer Gruppenarbeit, bei dem der Auftrag in der Gestaltung der vier Elemente bestand. Oft arbeite ich in der Gruppe mit freien Assoziationen aller Teilnehmer zu den jeweiligen Kunstwerken. Die Assoziationen der Gruppe lauteten zu diesem Werk:

„Das Feuer hält alles am Leben."
„Das Feuer sprengt alle Elemente, es ist der Mittelpunkt und sieht auch ganz schön gefährlich aus, als wenn es alles wegsprengen könnte, wenn man nicht aufpasst."
„Irgendwie sieht es da aus, als sei es gefrorenes Wasser."
„Diese Blätter und vor allem der sehr dicke Stängel oder eher Stamm, der sieht fast aus wie eine Wirbelsäule, der hält diese Feuerkraft oder aus dem kommt die Kraft raus."
„Das Ganze sieht aus wie eine gigantische Entfaltung."

6.3.5. Der Joker

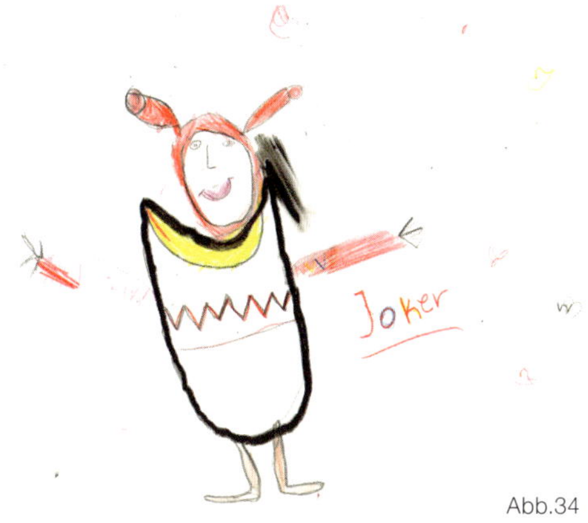

Abb.34

Mädchen, 11 Jahre

Der Joker ist aus dem Kartenspiel bekannt, dort wird er als die „wilde Karte" eingesetzt, als Glückskarte. Der Joker ist im Kartenspiel Ersatz für jede beliebige andere Karte. Im Tarot ist es der Narr, der alles darf und einfach tut, jenseits von Konventionen, Regeln und moralischen Verpflichtungen. Auch die gute Fee oder der Flaschengeist sind Überbringer für das Unerwartete. All diese Wesen kennen wir aus Mythen und Märchen, Filmen und Geschichten. Diese tradierten Symbole (Felder) spiegeln das nicht Kalkuliere, das Schicksal, den Zufall, das Glück. Der Joker, den wir hier als Beispiel nehmen, zeichnet sich durch Kompetenz und Flexibilität im Umgang mit Überraschungen aus. Der Joker kann in der kunsttherapeutischen Arbeit neue bisher ungeahnte Impulse geben. Er zeigt das, was wir nicht vorhersehen oder gar erahnen können. Insofern eignet sich das Symbol des Jokers für Veränderungsprozesse, um neue unbekannte Impulse zu generieren. Der Auftrag an den Klienten besteht im künstlerischen Umsetzen seines Jokers.

Anschließend kann über das Symbol in einen Dialog getreten werden. In Gruppenprozessen können die Teilnehmer sich wechselseitig ihre Joker vorstellen und gemeinsam dazu assoziieren.

Zudem kann auf der Bedeutungsebene zur Reflexion beispielsweise gefragt werden:

- Wie sieht dein Joker aus?
- Welche Eigenschaften hat er?
- Welche Überraschungen hält er für dich bereit?
- Was für eine Botschaft schickt er dir?
- Welches Symbol gibt er dir mit auf den Weg?
- Welche Möglichkeiten zeichnet er dir auf?
- Welche Grenzen möchte er für dich sprengen?
- Welche Mauern will er mit dir überwinden?
- Welche Berge erklimmen?
- Was steckt aus seiner Sicht „dahinter" (dem Problem, der Trauer, der Angst, dem Anliegen, dem Thema)?
- In welchem größeren Kontext sieht er dein Thema/Problem?

Wer ein anderes Symbol als den Joker verwenden möchte, der kann neben dem Narren auch weitere Synonyme verwenden: etwa das Kind, der Flaschengeist, die gute Fee, die Waldfee, die fünfte Intelligenz (siehe Kapitel 5), das NICHTS, Schicksal, Zufall, Gott, Tao, Nullpunkt, Hyperraum[378] u.v.m.

In Abbildung 35 findet sich ein Beispiel aus einer Gruppensitzung „Trennung, Verlust, Abschied", in der das Thema Joker künstlerisch umgesetzt wurde. Die Teilnehmerin war in einer Lebensumbruchphase und hatte gerade eine Trennung hinter sich, die sie schmerzhaft belastete. Sie war überrascht von ihrem Joker, den sie künstlerisch zunächst mit einer Augenklappe malen wollte und einer typischen roten Narrenkappe auf dem Kopf. Die zunächst künstlerisch geplante Umsetzung war ihr aus ihrer Sicht nicht gelungen, so dass sie im Malprozess alle wasserlöslichen Farben verwischte. So war ein völlig anderer, ungeplanter Joker entstanden, der der Klientin sehr gut gefiel. Er habe etwas Mystisches und sage: „so einfach verrate ich dir mein Geheimnis nicht. Du musst Vertrauen."

378 Begriff aus der Quantenphysik: Schwartz, Beauregard, Miller (2016); siehe dazu auch Mann (2017), Frido und Christine

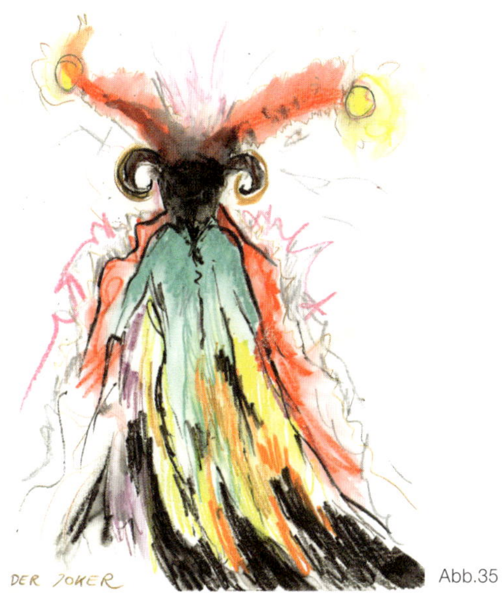

Abb.35

Die Gruppenteilnehmer assoziierten zu der Figur folgendes:

- Ich sehe einen Schamanen.
- Dicht am Feuer.
- Ja, genau, da kann man sich auch verbrennen.
- Hier ist auch Transparenz (zeigt auf die Brustgegend der Figur).
- Auferstehung, der sieht aus, als wenn er zum Himmel steigt.
- Die Widderhörner erinnern auch an einen Teufel, der steigt aus der Dunkelheit auf (zeigt auf den unteren Teil des Bildes auf die schwarzen Flächen).
- Ich denke an ein Lied aus meiner Jugend von Arthur Brown. Fire. „I teach you to burn“

Insbesondere mit dem Hinweis auf das Lied ging die Teilnehmerin in starke Resonanz. Sie recherchierte im Anschluss den Songtext von Arthur Brown im Internet. Das Lied von 1968, das sie zwar schon einmal gehört hatte, wie sie bei der Recherche bemerkte, aber nicht näher kannte, war für sie inhaltlich ein „Volltreffer“. Feuer vernichte alles, das

Gute wie das Schlechte, und aus der Asche gehe etwas ganz Neues hervor. Das Lied signalisiere für sie die völlige Aufgabe des Denkens. Im Songtext heißt es dazu:

You fought hard and you saved and learned,
but all of it's going to burn.
And your mind, your tiny mind,
you know you've really been so blind.
Now's your time burn your mind.

Und das war tatsächlich eine „Botschaft“ für die Klientin. „Ja genau, ich habe sehr hart gekämpft, überlebt und daraus gelernt.“ Dennoch hänge sie in alten Verletzungen und Mustern fest. Das konnte die Klientin verstandesmäßig auch erkennen, es aber nicht ändern. Die entscheidende Nachricht für sie war: „nicht denken, sondern fühlen“, und zwar auch dann, wenn es schmerzhaft ist. Durch Denken gäbe es keine Lösung von Themen, die man nur erfühlen könne. Außerdem gäbe ihr der Joker Hoffnung in dem Sinne, dass eine Zeit der Erneuerung, einer „Auferstehung“ (wie es ein Gruppenteilnehmer zurückgemeldet hatte bei der Assoziationsrunde) im Raum stünde.
Das sei ein Gefühl, das sie auch habe, oft aber das Vertrauen daran verlöre.

6.3.6. Mandala und Synergie-Mandala

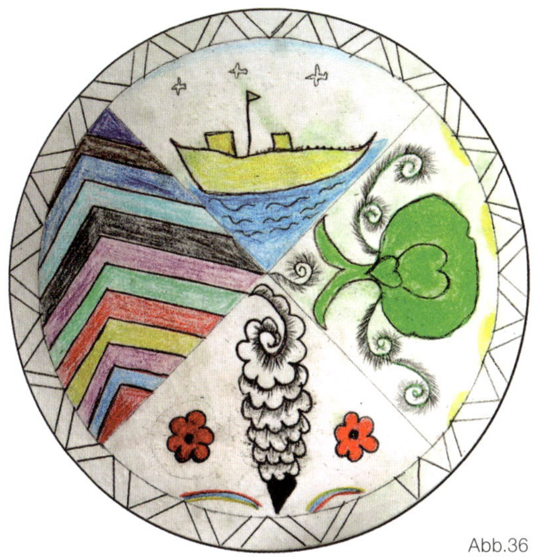

Abb.36

Mandala von einer Geflüchteten aus Eritrea

Das klassische Mandala ist in der kunsttherapeutischen und kunstpädagogischen Arbeit weit verbreitet. Der Buchmarkt boomt mit Mandala-Ausmalbüchern. Der Mediziner Rüdiger Dahlke hat ein zu empfehlendes Buch zur Mandala Therapie geschrieben, in dem er die heilsame Wirkung der Mandala Arbeit ausführlich beschreibt.[379] Er konstatiert, dass das Mandala „im Bereich der Seele ein Allheilmittel" sei und beschreibt es als archetypisches Muster des Lebensweges.[380] Vom Mandala geht eine magische Faszination aus. Mandalas geben Orientierung in Zeit und Raum.[381] Sie harmonisieren den Energiefluss. „Als absolut rotationssymmetrisches Muster, wie man es geometrisch nennen würde, strahlt das Mandala die höchste Form von Harmonie aus", führt Dahlke aus.[382] Eine

379 Dahlke (2012)
380 Dahlke (2012, S. 33)
381 Dahlke (2012, S. 36)

besondere „Kernkraft" ruht „in der Mitte aller Dinge".[383] Die Natur zeigt exemplarisch eine unendliche Zahl natürlicher Mandalaformen, vom Wasserstrudel bis zum Seestern, von der Schneeflocke bis zum Schneckenhaus, von Blättern, Blüten und Spinnennetzen bis zu Baumringen, von Körperzellen bis zur Iris der Augen, von Gestirnen bis zum gesamten spiralförmig aufgebauten Universum. Das Wort Mandala stammt aus der indischen Kultursprache Sanskrit und bedeutet Kreis. Das Weltverständnis, das sich hinter diesem magischen Kreis verbirgt, ist ein holografisch ganzheitliches.[384] In tradierten Symbolen zahlreicher Religionen finden wir Mandalas. Im Christentum steht die Rose als ein Mandala für die Jungfrau Maria, die mit dem Rosenkranz angebetet wird. Im Islam zieren Ornamente in Form von Mandalas die Moscheen. Im Buddhismus ist es die Lotusblüte, der eine heilige Bedeutung zukommt. Und im Taoismus steht das Ying Yang Zeichen für die sich aufeinander beziehenden Polaritäten.[385] Der Kreis lebt vom Mittelpunkt, wird durch ihn definiert. „Der Punkt und der Kreis – Gott und die Welt – das Eine und das Viele – das Unoffenbare und das Offenbare – Inhalt und Form – das Metaphsyische und das Physische – viele Begriffspaare, die alle das Gleiche meinen", beschreibt es Dethlefsen.[386] Das Mandala kann als Urmuster des Daseins bezeichnet werden, das wir im künstlerischen Gestalten bewusst oder unbewusst erleben. Damit spiegelt das Mandala ein tradiertes universelles Feld. Das Mandala unterstützt aus Jungianischer Sicht[387] vier Ebenen:

- es bringt Schutz und Beruhigung in angstbesetzten Situationen,
- es vermittelt Sinn, Ziel und eine Richtung bei dem Gefühl der Desorientiertheit,
- es verschafft ein Gefühl der Ordnung und sinnvollen Strukturiertheit in aufgewühlten Gefühlslagen und chaotischen Situationen,
- es schafft ein generelles Gefühl von Faszination und Neugierde.

382 Dahlke (2012, S. 43)
383 Dahlke (2012, S. 45)
384 Siehe auch Dahlke, (2012, S. 33)
385 Siehe auch Dahlke, (2010b, S. 62)
386 Detlefsen in Dahlke (2012, S. 6)
387 Jung (2001)

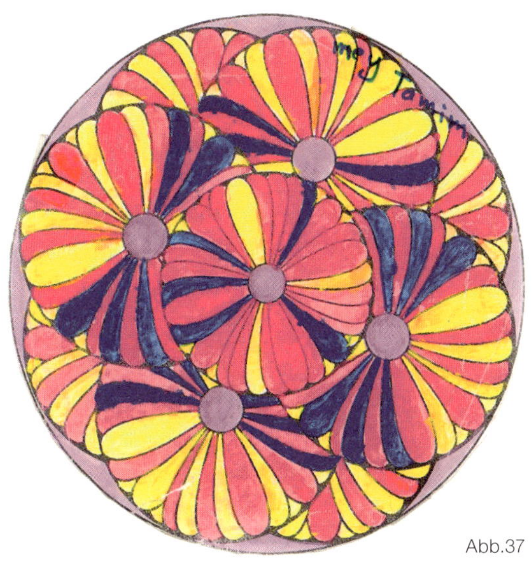

Abb.37

Diese Mandala-Grundannahmen lassen sich mit dem bereits ausführlich in Kapitel 5 erörterten Synergiemodell der fünf Intelligenzen kombinieren. Das **Synergie-Mandala** ist ein Mandala, das die Wirkkräfte der dem Modell immanenten fünf Intelligenzen (rationale, emotionale, strukturelle, spirituelle, synergetische Intelligenz) zeigt. Auch der Tetraeder, dem die Intelligenzen entspringen, hat einen Mittelpunkt, die fünfte Intelligenz, um die die anderen Intelligenzen kreisen. Mandala und die Intelligenzen des Synergiemodells verstärken und stützen sich wechselseitig. Das Synergie-Mandala kann als ein „synergetischer Fingerabdruck" gedeutet werden, der das momentane System wiedergibt. Die Idee des Synergie-Mandalas basiert auf der künstlerischen Gestaltung der fünf Intelligenzen, die intuitiv in einem Mandala umgesetzt werden. Dazu unterteilt man einen Kreis in fünf Elemente, die künstlerisch gestaltet werden. Bereits die Unterteilung der fünf Felder kann und soll individuell und intuitiv umgesetzt werden. Die Bereiche der Intelligenzen können getrennt gestaltet werden oder ineinander fließen (Abb. 38). Anschließend wird das fertige Mandala reflektiert. Wichtig ist zu betonen, dass es nicht um festgeschriebene Bedeutungsmuster geht, sondern um freie Assoziationen des Klienten.

Dabei können zunächst Assoziationen auf der Bildebene vorgenommen werden: Was zeigt sich im Synergie-Mandala? Wie sind die Felder unterteilt, farblich gestaltet, künstlerisch umgesetzt? Was fällt auf? Was gefällt, gefällt nicht? Wie war der Prozess der Entstehung? Wie waren die Gefühle dabei? Auf der Bedeutungsebene wird das Werk in Bezug zu den jeweiligen Intelligenzen gesetzt. Was bedeutet die jeweilige künstlerische Gestaltung im Hinblick auf die Intelligenzen und ihr Zusammenwirken für den Künstler?

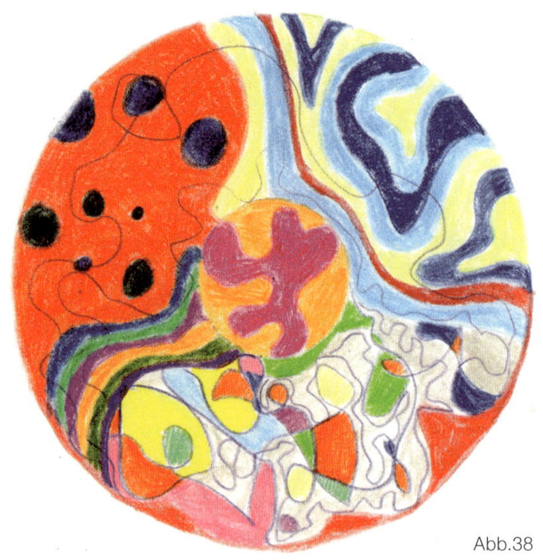

Abb.38

Die Abbildung 38 zeigt ein Beispiel eines Synergie-Mandalas. Die Klientin war mit einem beruflichen Konflikt in eine Sitzung gekommen. In diesem Kontext fertigte sie ein Synergie-Mandala. Das intuitive Einfühlen in Bezug auf das geschaffene Werk erfolgt zunächst auf der Bildebene, um den Impuls an Informationen möglichst offen zu halten. Denn Deutungen schränken die offene Sicht eher ein. Erst in einem zweiten Schritt geht der Klient in Resonanz mit Bedeutungen.

Fragen der sinnlich überprüfbaren, materiellen Qualität des Werkes stehen auf der Bildebene im Vordergrund. Es kann für den Betrachter im Sinne einer ästhetischen Analyse zunächst erfahrbar gemacht werden, was sich ihm zeigt. Dabei geht es um das, was sichtbar wird, beim Gestalten, hörbar bei der Musik, lesbar beim Geschriebenen.[388] Auf der Bildebene stellen sich hier Fragen nach dem verwendeten Material, der Struktur der Bildoberfläche, der Gestaltungsspielraum im Werk, Rahmengebung, also Fragen der sinnlich überprüfbaren, materiellen Qualität des Werkes. Auch die Reflexion von Erfahrungen bei der Gestaltung des Werkes ist hilfreich. Gab es etwa Widerstände, Hindernisse, Erfolge, Befriedigendes. Wie wurde diese Prozessphase der Werkerschaffung erlebt? Zunächst haben wir das Synergie-Mandala (Abb. 38) auf der Bildebene reflektiert.

Die Inhalte sind hier zusammengefasst:

Mir gefallen am besten die Farben und Linien oben rechts, in hell- und dunkel-blau, gelb. Es wirkt auf mich wie eine natürlich fließende Bewegung. Die rote Fläche oben links sieht aus wie der Panzer eines Marienkäfers. Gleichzeitig erinnert mich die Farbe an Blut und die schwarzen Kreise an schwarze Löcher. Die Linien links sind eher statisch unnatürlich, wirken wie eine Mauer. Die gekritzelte bunte Fläche unten finde ich super, sie sieht aus wie durch ein Kaleidoskop, ein bunter Wechsel verschiedener Bilder. Der Mittelpunkt hat etwas von einer amorphen Form, wie eine Amöbe.
Der Prozess des Malens hat mich sehr beruhigt, es fiel mir auch nicht schwer, die Intelligenzen umzusetzen. Ich habe sie sehr intuitiv nacheinander gestaltet. Mich haben immer gleich bestimmte Farben angezogen. Manchmal kamen mir schon Gedanken in den Kopf beim Malen, zum Beispiel bei den dunklen Löchern auf der roten Fläche. Insgesamt gefällt mir das Mandala, was mir nicht so gefällt ist diese „Mauer“ links.

388 Eberhardt, Knill (2010)

Auf der Bedeutungsebene stehen sinngebende Assoziationsgeflechte in Bezug auf das Werk im Fokus. Die Klientin gab dazu folgende Rückmeldungen auf der Bedeutungsebene:

Die Linien oben rechts in blau-gelb stehen für die rationale Intelligenz. Das hat mich überrascht, dass mir dieser Teil des Mandalas für meinen Geschmack so besonders schön gelungen ist, so fließend, obwohl ich manchmal doch auch auf dem Kriegsfuß stehe, mit meinem zu viel denkenden Gehirnteil. Die emotionale Intelligenz oben links in rot hat mich traurig gemacht. Denn ja, ich habe viele schwarze Löcher in meiner Vergangenheit, in die ich auch immer wieder hineinfalle. Das tiefe Rot hat für mich eine doppelte Botschaft, Blut und Leid sowie Liebe und Leidenschaft, alles sehr tiefe Gefühle, manchmal zu tief. Die farbigen Linien der strukturellen Intelligenz (links) wirken wie Barrieren, zu viel Kontrolle, kein Fließen oder Durchkommen zur Inspiration (inspirative Intelligenz, unten). Die finde ich klasse, sehr bunt und kreativ mit freien Flächen. Die „Amöbe" als synergetische Intelligenz, das assoziiere ich mit der Form in der Mitte, steht über allem. Es ist eine Form, die sich noch verändern kann, die in der Entstehung ist und mit allen Intelligenzen verbunden. Wenn ich an dem Bild etwas würde verändern wollen, dann die Barriere der strukturellen Intelligenz. Ich kenne das auch, dass ich zu streng plane und eigentlich schon spüre, dass da was nicht stimmt, es aber trotzdem tue. Dann bricht später alles zusammen und ich ärgere mich, dass ich nicht mehr auf mein Bauchgefühl gehört habe.

6.4. Der Zufall als Botschafter: Kritzelbilder

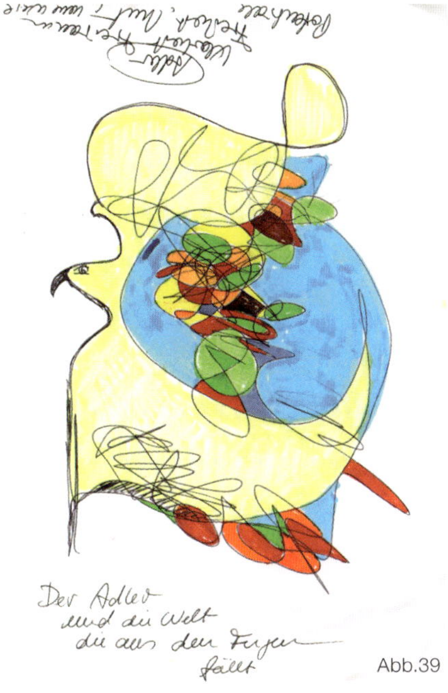

Abb.39

Ein Motor der Intuition sind künstlerische und kreative Prozesse, die als eine Form der instantanen Wahrnehmung einer universellen präkognitiven Sprache zu verstehen sind. Die Intuition lebt im Chaos auf. Sie kann in Sekundenschnelle lösungsrelevante Fakten von unwichtigen trennen." [389] Das „schnelle Denken", bei dem Impulse wie aus dem Nichts in den Kopf schießen, entspricht der intuitiven Wahrnehmung. Diese lassen sich mit so genannten Krizelbilder erzeugen. Solche Kritzelbilder, die vom Zufall zum Thema führen, sind in der Kunsttherapie als niedrigschwellige Angebote gut bekannt.[390] Die Krizelbilder provozieren üblicherweise Überraschungen und Themen, die in der Luft liegen. Sie dienen dazu, intuitive Prozesse zu fördern und vom „Zufall" zum Thema

389 Costa (2012, S. 242)

390 Siehe zum Beispiel ausführlich Baer (2014, S. 38 ff.)

zu gelangen. Der kreative Ausdruck im Kritzelwerk ist eine Form der Kommunikation der Intuition als ein Feedback eines sich synchronisierenden Feldes. Ein Krittelbild kann mit einem bestimmten Anliegen oder auch frei gestartet werden.

Ein Kritzelbild entsteht indem mit geschlossenen Augen auf einem Blatt Papier mit einem Stift gekritzelt wird. Dabei sollte der Hand freier Lauf gelassen werden. Sie führt den Prozess, der erst beendet ist, wenn der Impuls entsteht, dass das Kritzelbild fertig ist. Um die Kontrolle der Ratio noch mehr zu begrenzen, kann man auch die Seiten der Hände wechseln, so dass ein Rechtshänder mit links malt oder ein Linkshänder mit rechts. Anschließend wird das Kritzelwerk betrachtet und nach Resonanzen geschaut, wo in dem Wirrwarr etwas „erkannt“ wird, ein Muster, ein Bild? Das Werk wird entsprechend weiter gemalt und anschließend ausgewertet. Erst danach erfolgt eine Rückbindung zu einem Anliegen. Dabei geht es um individuelle Resonanzen und Assoziationen der Klientin zum entstandenen Werk, nicht um interpretative Zuschreibungen des Therapeuten/Coach.
In der Abbildung 39 sehen wir ein Beispiel für ein vollendetes Kritzelbild. Die Klientin war mit einen inneren Konflikt wegen eines gemeinsamen Projektes mit einer Kollegin erschienen. Sollte sie die Zusammenarbeit beenden und das Projekt allein weiterführen oder an der Kooperation festhalten. Eine Aufkündigung der Zusammenarbeit ließ zwischenmenschliche Konflikte und Konsequenzen aufziehen. Die Klientin wollte die Kollegin nicht enttäuschen oder gar verletzten. Gleichzeitig konnte die Klientin von der Gemeinschaftsarbeit auch enorm profitieren, dennoch wehrte sich ihr „Inneres“, so ihre Worte, gegen die Fortsetzung der Zusammenarbeit. Die Klientin entdeckte bei der Betrachtung ihres Werkes einen Adler, der über die Erde fliegt. Auf die Frage nach einem Titel für das Bild sagte sie: „Der Adler und die Welt, die aus den Fugen fällt.“ Zudem fielen ihr die vielen bunten sich überlappenden Formen und Kreise auf. Sie beschrieb das Bild wie den Blick aus der Vogelperspektive weit über der Erde, wo man im bunten „Klein Klein“ das größere Ganze übersah. Der Adler ließ all das unter sich, beachtete die Details nicht. Auf Rückfrage, wofür der Adler für sie

stehe, welche Bedeutung er habe, assoziierte die Klientin noch: Klarheit, Freiheit bzw. Freiraum, Mut und neue Wege gehen, Potentiale entfalten. Für die Klientin war nach diesem Kritzelbild die Entscheidung, die sich innerlich bereits in einem „unguten Bauchgefühl“ angedeutet hatte, klarer geworden: sie sollte eigene Wege gehen, den Mut dazu haben, auf sich und ihre Potentiale vertrauen.

6.5. Die männliche und die weibliche Urkraft

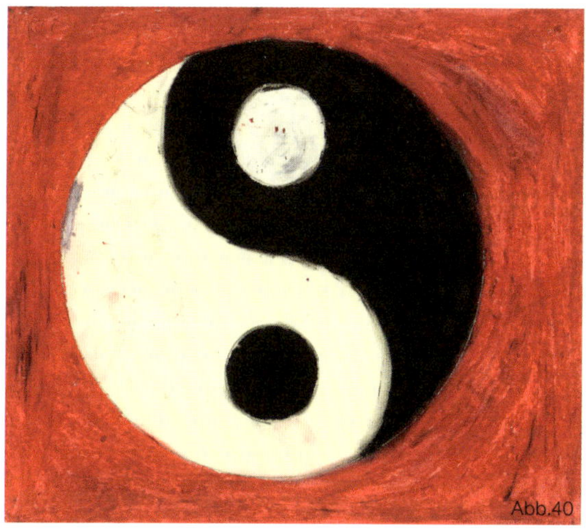

Yin und Yang – Junge, 16 Jahre

Wir alle leben zwischen den Polen der weiblichen und männlichen Urkraft. Diese polaren Kräfte werden in allen Kulturen beschrieben und existieren jenseits aller Bewertungen von Anbeginn der Zeit, beispielsweise in Nacht und Tag, Mond und Sonne, Dunkel und Licht, Erde und Himmel.[391] Männliche und weibliche Qualitäten sind keine stereotypischen Eigenschaften, sondern Seinszustände.

391 Croissier (2007)

Yin und Yang etwa (siehe Abb. 40) stammen aus der chinesischen Philosophie. Sie stehen für einander polar entgegengesetzte aber aufeinander bezogene Kräfte. Yang beschreibt das aktive, Impulse gebende, männliche Prinzip. Yin verkörpert die passive, nach innen gerichtete weibliche Energie.[392] Im Hinduismus sind es Lingam (das männlich, aktiv kreative Prinzip) und Yoni (das weibliche, aufnehmende Prinzip). Die Lebensenergie Chi, ein Begriff aus dem Daosimus, kommt zur Entfaltung durch die Auf- und Entladung der männlichen und weiblichen Energie. Wenn wir daher von den männlichen und weiblichen Urkräften sprechen, so haben die Begrifflichkeiten nichts mit der Rollen- und Geschlechterzuordnung zu tun. Beide Pole leben in jedem Menschen. Schon C.G. Jung hat die Archetypen der Anima, als Urbild der Frau im Mann und des Animus als Urbild des Mannes in der Frau beschrieben. Das weibliche Prinzip steht für Hingabe und Empfänglichkeit. Die Energie ist eher diffus, fließend und formlos. Gleichzeitig ist sie schöpferisch-gestaltend, gebärend, verwandelnd und heilend. Die weibliche Kraft wird im Synergiemodell (Kapitel 5) von der emotionalen Intelligenz gespiegelt. Das männliche Prinzip beschreibt das Denken, Handeln und die Aktivität (die rationale Intelligenz). Die männliche Energie ist impulsiv, spontan, zwanglos, triebhaft, fokussiert und zielgerichtet, kämpferisch, dynamisch, leistungs- und wettbewerbsorientiert. Positiv gelebte männliche Kraft führt zu Mut, Entschlossenheit, Klarheit, Akzeptanz und größtmöglicher Freiheit.

Die männliche Kraft dient dazu das Leben (und die weibliche Kraft) zu halten, den Lebensraum zu hüten und zu beschützen.[393]

392 In der Abbildung hat der arabische Künstler aus meiner Künstlergruppe für Flüchtlinge das Yin und Yang Symbol horizontal gespiegelt dargestellt

393 Siehe auch Rumpel (2016)

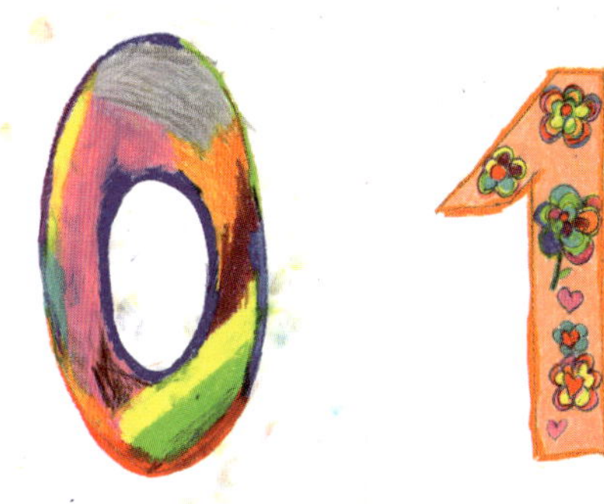

Abb.41

Null und Eins, Mädchen 12 Jahre

Auch die Zahlen Null und Eins repräsentieren die Urkräfte. Die Null hat eine uralte mystisch-philosophische Tradition, sie steht für das weibliche Prinzip. Im Sanskrit spiegelt die Null die unendliche Leere, „eine trächtige Leere mit dem Potential, alle Dinge zu gebären".[394] In der Null enthalten sind Nichtexistenz und Tod und gleichzeitig die Kraft des Gebärens.

Die „heilige Eins" wird unterschiedlich gedeutet, „als Tao oder große Monade (in China), einzige Eins (von den Maya), Brahman (im Hinduismus), Gott (im Christentum), der Allerhöhste (im Judentum) und als der Eine Gott (im Islam).[395] Die Eins hat aber auch eine andere Bedeutung, sie wird als „phallisch, aggressiv, aktiv und als Symbol des Menschen als Homo erectus gesehen"[396], sie steht damit auch für das männliche Prinzip. Nur am Rande sei erwähnt, dass alle technischen Neuheiten des 20. und 21. Jahrhunderts Computer, Smartphone, Fernsehen auf dem Binärcode der Null und Eins basieren. Null und Ein symbolisieren die Polaritäten der Urkräfte.

Männliche und weibliche Urkraft stehen gleichwertig wechselwirkend zueinander. Die männliche Energie ist jedoch in unserer westlichen Kultur nicht erst seit der Aufklärung überbetont worden. Wettbewerb,

394 Ronnberg (2017, S. 708)
395 Ronnberg (2017, S. 710)
396 Ronnberg (2017, S. 710)

Leistung und wissenschaftliche Fakten, stehen im Fokus der Aufmerksamkeit. Die weibliche Kraft wird in unserer Kultur immer noch unterdrückt. Frauen selbst kontrollieren das Urweibliche. Anlässlich eines von mir geleiteten Workshops zum Thema „Ich bin eine Frau“ und einer daraus folgenden Gemeinschaftsausstellung im Rahmen des Weltfrauentags entstand ein Bild einer Teilnehmerin, das eine nackte Frau mit gespreizten Beinen zeigt, die sich mit der Hand an ihrer Vulva berührt. Eine Besucherin, die das Werk zur Ausstellungseröffnung betrachtete, äußerte gegenüber der anwesenden Künstlerin „das ist ja pervers“. Die Vulva zu zeigen und dazu noch eine Selbstbefriedigung anzudeuten, scheint für viele Frauen ein Tabu zu sein. Dabei wurde die Vulva lange als Tor zur Schöpfung und Schoß des Lebens verehrt. Sheelas, Steinreliefs weiblicher Figuren mit stilisierter Vulva, zierten noch bis ins 12. Jahrhundert Kirchen und Burgen auf der ganzen Welt.[397] Ob griechische Mythologie oder nordisch-keltische Religionen, alle verehrten zahlreiche weibliche Göttinnen. Erst durch den Einzug der monotheistischen Weltreligionen wurde aus zahlreichen Göttern und Göttinnen der eine Gott, der „Vater im Himmel“.[398] Im Christentum wurde Maria Magdalena als Jüngerin Jesu etwa als Prostituierte degradiert.
„Bei der Frau wurde der Körper, vor allem der weibliche Schoßraum, entweiht und schwer verletzt. Noch immer ist der weibliche Körper meist weit davon entfernt, als heiliger Tempel der weiblichen Schöpfungskraft wahrgenommen zu werden. Viele Frauen gehen aufgrund unbewusst wirkender Muster im Bereich Sexualität in die Selbstverletzung und Ausbeutung“, konstatiert Rumpel.[399] Die in vielen Ländern noch weit verbreitete Genitalverstümmelung, wie auch mir aus der Flüchtlingshilfe viel zu gut bekannt ist, spiegelt den Höhepunkt der Verachtung und Zerstörung weiblicher Sexualität. Bei der Genitalverstümmelung wird bei jungen Mädchen die Klitoris herausgeschnitten und zumeist auch die äußeren und inneren Schamlippen abgeschnitten und die Vulva zugenäht.

397 Rumpel (2016)
398 Siehe dazu auch Rumpel (2016)
399 Rumpel (2016, S. 135 f.)

Toxische Scham ist eine oft typische Folge der Verachtung der weiblichen Kraft. Scham ist zwar vom Grundprinzip ein natürliches und notwendiges Gefühl. Es regelt die Interaktion in der Gemeinschaft (soziale Anpassung) und den Schutz des Selbst (wie viel gebe ich von mir preis). Toxische Scham[400] hingegen beschreibt die tiefe innere Überzeugung falsch, wertlos, mit einem Makel behaftet zu sein. Diese tiefliegende Verletzung des Wesenskerns, die sich in toxischer Scham zeigt, wohnt in vielen Menschen, die sich in der Welt nicht willkommen fühlen, die keine sichere Bindung erfahren haben, die gedemütigt oder gar misshandelt wurden. Wenn Kindern, und in diesem Kontext insbesondere Mädchen, durch nonverbales Verhalten oder mit Worten das Gefühl vermittelt wird „falsch zu sein", auch in ihrer Weiblichkeit be- und entwertet werden, dann entwickelt sich ein ungesundes Gefühl von Scham. Kontrolle ist eine der Hauptstrategien, um die toxische Scham zu verbergen. Entweder die Betroffene versucht alle Lebensumstände völlig unter Kontrolle zu bringen oder die Person verliert jegliche Kontrolle (Suchtverhalten). Die Folgen sind Selbstentfremdung und innere Leere. Die eigenen Grenzen können nicht erkannt bzw. nicht richtig geschützt werden. Betroffene Klammern in Beziehungen, begeben sich in Abhängigkeiten oder können keine Nähe zulassen. Sie reagieren auf Kritik mit heftiger Wut und Aggressionen oder sogar Gewalt.

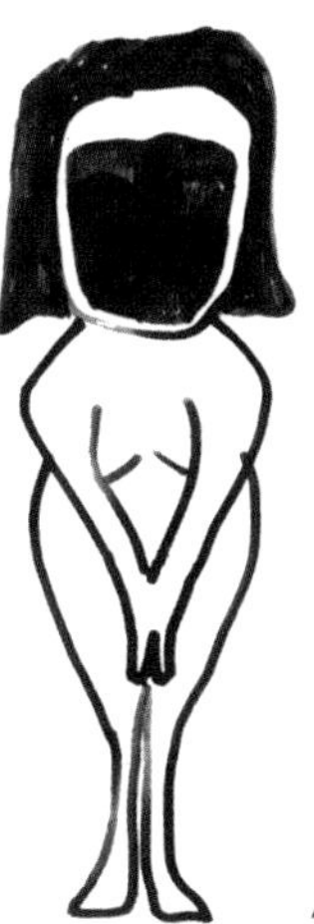

Abb.42

400 Der Bergriff stammt von Bradshaw (2006)

Das männlich dominierte Weltbild bzw. die Werte unserer Zeit sind deutlich im Wandel. Sinnsuche, Respekt vor der Natur und ihren Geschöpfen sowie eine nährende Gemeinschaft treten mehr und mehr in den Vordergrund. Das bewusste Zurückkehren zur weiblichen Energie wird durch eine Veränderung des Fokus erreicht, indem wir die Aufmerksamkeit nach Innen richten.

„Empfangen, Weiten, Austragen und Hergeben – dies ist das Mysterium des Großen Weiblichen, das Grundmuster der weiblichen Schöpfungskraft", beschreibt es Croissier.[401] Auch Nähren und Schützen sind Stärken der weiblichen Urkraft. In ihrer übertriebenen Ausprägung gehören zum Großen Weiblichen: „Einengen, Festhalten, Abhängigmachen, Verschlingen, Fressen, Töten (…)."[402] Gleichzeitig werden weibliche Attribute oft ausgebeutet: Nicht ohne Grund werden etwa soziale und pflegende Berufe in unserer Gesellschaft schlecht bezahlt. Frauen verdienen auch im 21. Jahrhundert bei gleicher Qualifikation im Durchschnitt weniger als ihre männlichen Kollegen. Zur Wiedererweckung der weiblichen und männlichen Urkraft geht es darum, sich dieser Kräfte bewusst zu werden und sie ins Leben zu integrieren und sie auszubalancieren. Oft dominiert bei einer Person eine der Kräfte. Es lohnt sich, die Kräfte künstlerisch umzusetzen und anschließend zu reflektieren. Bei dieser künstlerischen Aufgabe geht es um ein Bewusstwerden und Ausbalancieren der eigenen Kräfte. Nach der künstlerischen Umsetzung ist es hilfreich zunächst auf der Bildebene zu beobachten, was entstanden ist, um anschließend die Bedeutung zu assoziieren. Wie sieht sie aus, diese Kraft? Was fällt auf? Welche Farben treten hervor? Was gefällt an dem Kunstwerk, was nicht? Ist es fertig, wo möchte ich weiter arbeiten?

401 Croissier (2006, S. 28)
402 Croissier (2006, S. 155)

Unterstützende Fragen zur weiblichen Energie, die auch vor dem künstlerischen Auftrag an sich selbst gestellt werden können, können lauten:

- Was steht für die weibliche Urkraft, die große Mutter?
- Wie sieht es mit meiner weiblichen Kraft aus?
- Wo umhülle ich jemanden oder etwas, halte und nähre mütterlich?
- Wo enge ich ein?
- Wo halte ich fest, obwohl ich loslassen müsste?
- Wo verschlinge ich jemanden oder etwas?
- Von wem oder was bin ich abhängig?
- Wen oder was mache ich von mir abhängig?
- Wo kann ich einfach nur sein?
- Was tut mir gut, um nichts zu tun?
- Was hält mich davon ab, nichts zu tun?
- Mit wem oder was fühle ich mich tief verbunden, wäre ich gern verbunden?

Fragen zur männlichen Energie können lauten:

- Wie sieht meine männliche Urkraft aus?
- Was steht für mich für diese Kraft?
- (Wo) bin ich aktiv handelnd? (Wo) kämpferisch?
- (Wo) bin ich mutig und entschlossen?
- Wie steht es um meine Autonomie? Freiheit?
- Fällt es mir leicht/schwer Entscheidungen zu treffen?
- Setze ich Ideen/Entscheidungen um?
- Mit wem konkurriere ich?
- Fühle ich mich stark, gewalttätig?
- Kann ich gut analytisch denken?
- (Wo) habe ich Macht?
- Gehe ich gern nach Außen, zeige mich?

Zur Ausbalancierung der Kräfte kann ergänzend gefragt werden:

- Wovon brauche ich weniger?
- Wovon brauche ich mehr?
- Was muss angepasst werden, was gelockert, was betont?
- Was muss geschützt, gestärkt, gewichtiger gemacht werden?
- Was muss über Bord geworfen, bewegt oder verändert werden?

Praxisbeispiel

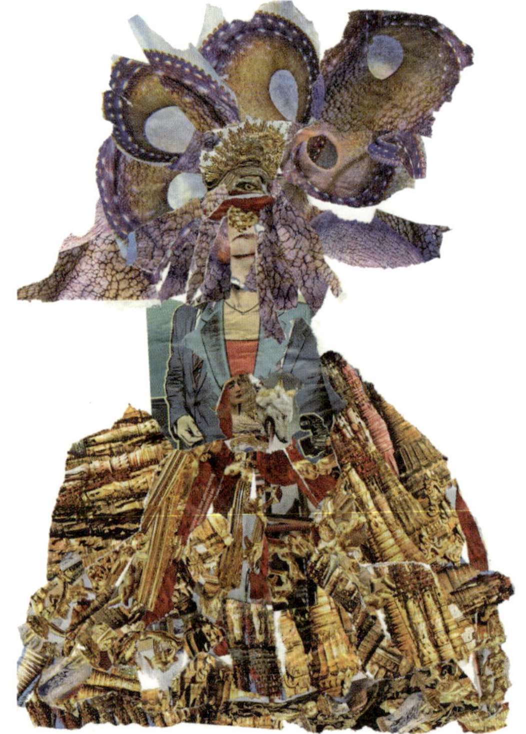

Abb.43

Demeter, die Muttergöttin, Bild einer Klientin

Im Rahmen eines Seminars für Frauen zum Thema Weiblichkeit haben wir „Demeter, die Muttergöttin" als Anlass genommen, um uns künstlerisch der weiblichen Urkraft anzunähern. Die Göttin Demeter steht in der griechischen Mythologie für die Mutter der Erde. In der nordisch-germanischen Mythologie ist es Hel, die Mutter allen Lebens und Göttin der Unterwelt und des Todes. In der ägyptischen Mythologie symbolisiert Hathar die weibliche Kraft. Als Allmutter trägt sie Hörner, die eine Kugel auf ihrem Kopf halten, als Zeichen für die Vereinigung von Mond und Sonne, männlich und weiblich.

Zu ihrer Collage (Abb. 43) merkte die Klientin an, dass für sie das Bauchzentrum, der Solarplexus, auf dem Werk im Vordergrund stehe. Hier seien miteinander verschmolzen der Kopf von Maria und ein Wolfskopf abgebildet. Beide Symbole stehen für sie für die Stimme der Intuition. Der Wolf deute auch auf die ursprünglichen Naturinstinkte. Unter dem Originalbild von Maria habe das Wort „Schmerzmutter" gestanden. Das habe sie angesprochen, denn der Weg des Schmerzes sei der Weg der Heilung ihrer inneren Wunden, so die Klientin. Das geschlossene Auge der Figur weise für die Klientin auf eine Innenansicht. Das Auge mit der Krone über dem Kopf deute für sie ebenfalls auf das Thema Intuition. Die Figur zeige aber auch einen deutlichen Bruch zwischen dem opulentem Ober- und Unterteil und dem schlichten, modernen Business-Style im Rumpfbereich. Der barocke Rock als Fundament erinnere sie an das Thema Ahnen, Altertum und Generationen, der Kopfschmuck an natürlich wachsende kreative Ausdehnung. Der Rumpfbereich scheine von dem Rest „überwachsen" zu werden. Das sei für ihre montane Situation sehr stimmig, da sie trotz fortgeschnittenem Alter vor einer sehr einschneidenden Entscheidung bezüglich ihres Ursprungsberufs und einem daraus folgendem kompletten Berufswechsel stehe. Diese Thematik zeige sich für sie in dem Bruch zwischen Kopf, Rumpf und Unterleib.

Ergänzend darf angemerkt werden, dass Maria traditionell tatsächlich auch für eine weitere der vielen Ausformungen des Archetyps der Großen Mutter steht. Sie symbolisiert auch die dunkle leidvolle Seite des Weiblichen. Der Wolf als Krafttier deutet auf die instinkthafte Natur. „Er lehrt dich, dich den Umständen anzupassen und trotzdem deiner Vision zu folgen", so Ruland zum Thema Krafttier Wolf.[403] „Er führt dich dorthin, wo Heilung benötigt wird, und kennt viele Möglichkeiten, Kraft zu beschaffen und zu geben, gerade in schweren Zeiten", ergänzt sie.[404] Diese kollektive Bedeutung ist in Ergänzung zu den Ausführungen der Klientin sehr stimmig und wirkt stützend.

6.6. Meine stärkste Ressource

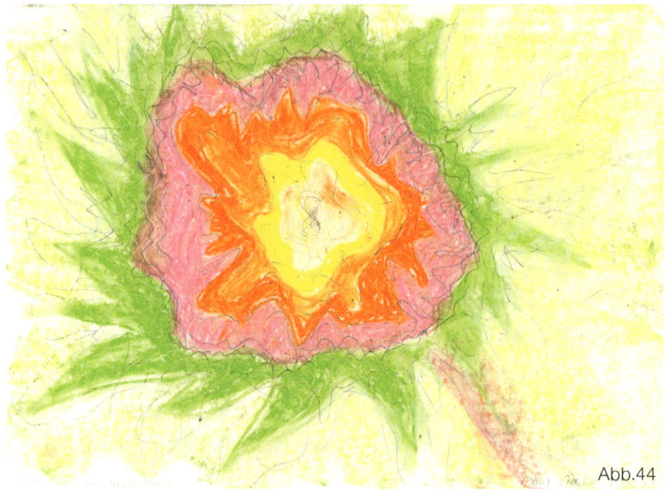

Abb.44

Dem Menschen stehen innere Kräfte und Quellen ebenso wie äußere Mittel zur Verfügung, die ihn in schwierigen Situationen unterstützen und stärken. Diese Kräfte können wir bewusst aktivieren und künstlerisch sichtbar machen.

403 Ruland (2006, S. 355)
404 Ruland (2006, S. 356)

Fragen danach könnten lauten:

- Was ist deine stärkste Ressource, Kraftquelle, Kraft?
- Welche Talente, Begabungen und Fähigkeiten hast du? Was hat dir bisher im Leben geholfen dich zu stabileren? Was gibt dir Kraft? Was entspannt dich? Was muntert dich auf? Wann kannst du am besten genießen?
- Welche weiteren Ressourcen hast du (etwa Natur, Musik, Essen, Sport, Reisen, etc.)
- Welche Gewohnheiten, Tätigkeiten, Verhaltensweisen, Eigenschaften unterstützen dich im Alltag?
- Welche weiteren Ressourcen hast du?

Welches ist deine stärkste Ressource? Eine Verstärkung für diese Ressource kann in einer Manifestation durch eine Bewegung und/oder durch einen Ton bestehen, bevor eine künstlerische Umsetzung erfolgt. In der Gruppenarbeit präsentieren sich die Teilnehmer wechselseitig ihre symbolische Bewegung und geben sich eine Rückmeldung. Was ist beim Gegenüber ankommen, welche Bilder sind entstanden? Anschließend wird die Ressource künstlerisch umgesetzt.

Die Abbildung 44 zeigt die stärkste Ressource einer Teilnehmerin einer Gruppensitzung. Die Klientin hatte zunächst als stärkste Ressource ihre „Kreativität" herausgestellt. Diese hatte sie mit einer hüpfenden Bewegung einer anderen Klientin vorgeführt. Als Rückmeldung erhielt sie die Wahrnehmung einer „pulsierenden Kraft". Zunächst war die Klientin über dieses Reframing positiv überrascht, denn aus ihrer Sicht traf diese Beschreibung ihre stärkste Ressource noch treffender, als der von ihr selbst gewählte Begriff „Kreativität". Bei der künstlerischen Umsetzung kam eine weitere Bedeutungsebene bzw. ein Reframing hinzu. Die „pulsierende Kraft" zeigt sich im Kunstwerk nun als eine wunderschöne Blüte (Abb. 44), die eher auf ein langsames Wachsen und Entwickeln mit einem sich entfaltenden Erblühen hinweise, so die Klientin in ihrer Rückmeldung. Damit könne sie sehr viel anfangen, weil Wachstum und lebenslanges Lernen, das aus der pulsierenden Kraft entstehen kann, sehr wichtig für sie seien. Auch erkenne sie in dem Bild einen Querschnitt durch das Rückenmark, für sie die Verbindung zwischen Geist und Körper. Ihre Bodenständigkeit auf der einen Seite und ihre spirituelle Offenheit auf der anderen Seite, seinen insoweit auch ein Stärke, die sie vorher in dem Wort „Kreativität“ nicht beachtet hatte. Für sie habe sowohl die Bewegung als auch die künstlerische Umsetzung eine erweitere Perspektive auf ihre eigene Ressource gebracht.

6.7. Nah-Lebens-Erfahrung

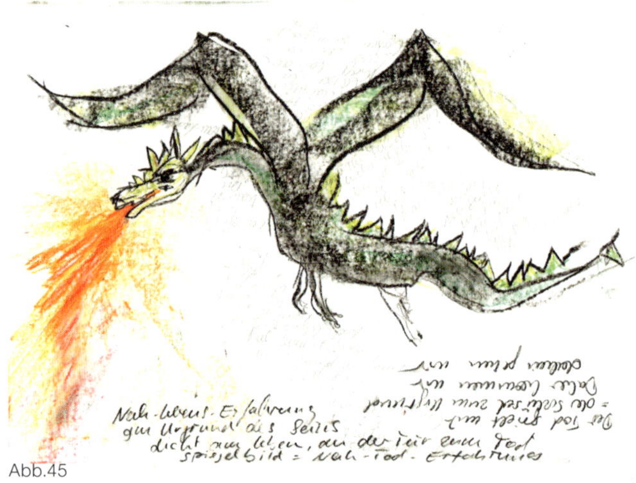

Abb.45

Von einer Nah-Tod Erfahrung haben viele schon gehört. Nach einem Herzstillstand, so berichten Betroffene, treten sie aus dem Körper heraus, schweben über dem Geschehen, einige sehen ein Licht, andere hören Musik und haben das Gefühl nach Hause zu kommen. Wenn man die unserem Kulturkreis seit der Aufklärung prägende Idee eines materialistisch-mechanistischen Weltbildes aufgibt und eine holografische Perspektive zulässt, haben diese Erfahrungen einen Erklärungshintergrund und Sinn. Wie gezeigt wurde, überschreitet das holografische Weltbild die Grenzen der dreidimensionalen Realität, der Materie, in den virtuellen universellen Raum. Wir sind immer und überall mit allem verbunden. Im Tode verbinden wir uns wieder mit dem, woher wir kommen,

dem Urgrund des Seins. Dieser Urgrund hat je nach Tradition und Kultur sehr unterschiedliche Namen, wie beispielsweise Tao[405], Prana[406], Äther[407], Gott, Akasha[408], Nullpunkt[409], NICHTS[410] und in der Quantenphysik Hyperraum[411].
Eine Nah-Lebens Erfahrung, der Begriff stammt von der Heilpraktikerin und Trauma Beraterin Andrea Wandel, spiegelt die Kehrseite der Medaille, nämlich das Berührtwerden von diesem Urgrund im Leben. Wann werden wir berührt vom Leben, das ist individuell unterschiedlich. Kennzeichnend ist allerdings das Sein im Moment. Kinder haben diese Verbindung noch ganz natürlich inne. Im Laufe des Lebens geht dieser Kontakt oft verloren, da wir in unserem Kulturkreis mehr auf das Außen (die denkende, männliche, aktive Seite) und nicht auf das Innen (die weibliche, hingebende, fühlende Seite) fokussieren. Dennoch kennen alle Menschen solche weltverbundenen Momente, in denen wir das rationale Denken loslassen können, den Verstand „Schlafenlegen", in Kontakt mit unserem Gefühlen sind und den Moment genießen und die Zeit vergessen. In diesen Moment sind alle Probleme bedeutungslos und alle Ängste verschwunden. In der beratenden und therapeutischen Arbeit können wir solche Nah-Lebens-Momente wachrufen und künstlerisch umsetzen. Wann gab es in deinem Leben (zuletzt) eine Situation, in der du …

- völlig in dem Moment aufgegangen bist?
- alles um dich herum vergessen hast?
- alles am Fließen war, wie von ganz allein funktionierte?
- Du die Zeit vergessen hast?
- Du NICHTS getan hast?

405 Der Begriff stammt aus dem Taoismus, chinesische Philosophie
406 Der Begriff Prana stammt aus dem Sanskrit
407 Der Begriff stammt von der „vier-Elemente-Lehre" der Alchemisten
408 Der Begriff stammt auch aus dem Sanskrit, meint so etwas wie ein „allumfassendes Weltgedächtnis, ein universelles Bewusstsein
409 Cassou, (2015, S. 30)
410 Zum Begriff siehe etwa im Kontext mit dem Synergiemodell, Dr. Hans Hein. www.forumsynergie.de und Hueber(2017, S. 64)
411 Schwartz, Beauregard, Miller (2016)

Diese Erfahrung wird anschließend künstlerisch umgesetzt. Das entstandene Kunstwerk dient als Anker. Die Idee des Ankerns stammt aus dem NLP[412]. Beim Ankern wird eine Emotion auf dem Höhepunkt der Intensität mit einer Bewegung oder einer kurzen Folge von Bewegungen verknüpft (geankert). Neurologisch ist die Bewegung dann mit der jeweiligen Emotion verbunden. Diesen Anker setzen wir hier durch den künstlerischen Prozess und vor allem das Kunstwerk. Betrachtet der Künstler zukünftig sein Kunstwerk, verbindet er damit die geankerte Emotion. Die visuelle Präsenz des Werkes kann dadurch verstärkt werden, dass man das Bild etwa zu Hause aufhängt oder es sich auf seinem Handy oder Computer als allgegenwärtiges Hintergrundbild speichert.

Zu dem Drachenbild (Abb. 45) als Nah-Lebens-Erfahrung berichtete die Klientin, dass sie im Rahmen einer Gruppenmediation das Gefühl gespürt habe, auf einem gigantisch großen Drachen zu sitzen, die Zügel in der Hand zu halten und die beängstigende Aufregung zu spüren, diesen eigentlich wegen seiner unbändigen Kraft unkontrollierbaren Drachen zu reiten. Die Symbolik hatte sie sehr beeindruckt, da die Klientin sie als eine Metapher für das Prinzip des Lebens verstanden hat, nämlich Kontrolle abgeben, Risiko akzeptieren und Vertrauen. Dazu ist auch das Drachen-Mantra entstanden.

412 NLP = Neurolinguistisches Programmieren

6.8. Die drei Gesichter

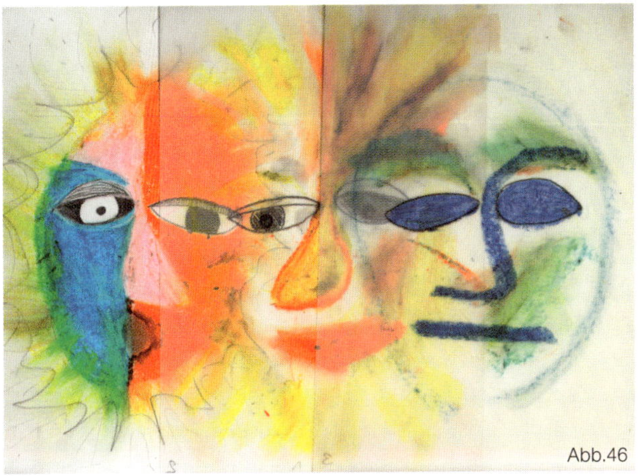

Abb.46

Die drei Gesichter einer Klientin zur Berufsorientierung

Die Trilogie der „drei Gesichter" eignet sich besonders für eine Betrachtung von Vergangenheit, Gegenwart und Zukunft. In Veränderungsprozessen beschäftigen Klienten sehr häufig Fragen nach „was war?", „was ist?" und „was wird sein?". In Krisen und schwierigen Lebenssituationen besteht der Wunsch nach Leugnung des Geschehenen („ach wäre doch alles wieder so wie vorher, „ich bin in einem bösen Traum, aus dem ich hoffentlich sehr bald wieder aufwache"). Oder der Klient wünscht sich eine möglichst schnelle Veränderung und drängt (sich selbst) zur Beschleunigung („nun ist aber auch mal gut", „es muss endlich etwas passieren", „ich muss etwas tun"). Der Zwischenzustand des „noch nicht" und „nicht mehr" ist für die meisten Menschen schwer auszuhalten. Dabei ist gerade das Akzeptieren der Übergangsphase für eine Verarbeitung der Veränderung wichtig. In dieser Phase können sich innovative Ideen entwickeln und neue Perspektiven zeigen. Es gilt der Gefahr dieser Zwischenphase zu widerstehen, nämlich dem Wunsch nach Beschleunigung und dem nach Ungeschehen machen. Dazu bedarf es einer bewussten Wahrnehmung dieser Übergangsphase. Weder ist das Alte abgeschlossen, noch das Neue schon voll entwickelt. Dazu kann es empfehlenswert sein, auch ein Tagebuch zu schreiben. Geduld,

„Nichtstun", in sich hinein horchen sind in dieser Zeit oft hilfreicher, als hektischer Aktivismus. Ein „Impuls aus der Zukunft", wie es Scharmer in seinem Buch „Theorie U: Von der Zukunft her führen" beschreibt, hilft den Übergang anzunehmen und zu überstehen. Solche innovativen Impulse bekommen wir über künstlerische Prozesse. Im künstlerischen Ausdruck können wir auf unterschiedliche Weise mit dem Thema arbeiten. Eine Idee ist die kreative Umsetzung der „drei Gesichter". Wie eingangs erwähnt, eignet sich die Trilogie der „drei Gesichter" für einen Zeitverlauf von Vergangenheit bis Zukunft. In seiner besonderen Ausformung kann der künstlerische Auftrag auch in einer Wunsch-Ziel Formulierung bestehen. Der Wunsch nach Veränderung beschreibt die Gegenwart, ihm wohnt aber der Impuls aus der Vergangenheit inne. Denn in der Vergangenheit wurde der Betroffene gewollt oder ungewollt damit konfrontiert, dass es nicht mehr so bleiben kann wie bisher. Eine neue Ausrichtung ist indiziert. Zunächst wird daher das Wunschbild gemalt. Alternativ könnte man auch den Arbeitsauftrag stellen, das „nicht mehr" (Vergangenheit) künstlerisch umzusetzen. Sodann legt der Klient ein transparentes Papier über das Ausgangsbild und fragt nach dem Ziel („was ist dann anders?").
Im Anschluss legt man ein weiteres transparentes Papier über die beiden Ausgangsbilder und fragt nach dem ersten Schritt (erster Schritt in die Zukunft).

Bild 1: Wunschbild
Bild 2: transparentes Papier über Bild 1 und darauf weitermalen.
Zielbild – was ist dann anders?
Bild 3: über beide Bilder transparentes Papier und weiter gemalt.
Der erste Schritt (wie sieht ein erster Schritt im Alltag aus?)

Meine Erfahrung ist, dass sowohl Wunsch als auch Ziel von den Klienten sehr häufig noch gar nicht formuliert werden können. Dann greife ich auf die dargestellten Aspekte des „Nicht mehr" (Vergangenheit, Bild 1), „dazwischen"(Bild 2, Gegenwart) und „noch nicht" (Bild 3, Zukunft) zurück. Gerade bei unklaren Themen helfen intuitiv gefertigte, auch abstrakte Arbeiten weiter, um Neues zu erfahren. Im dritten Bild kann ein erster Schritt formuliert werden. Soweit auch dieser trotz der entstandenen Bildwerke weiterhin eher unklar ist, wird abermals intuitiv weitergearbeitet und anhand der entstandenen Bilder schlussendlich assoziativ gesammelt, was sich zeigen will (Feldresonanz).

Praxisbeispiel

Die Klientin hatte in einem Coaching den Wunsch nach einer einschneidenden beruflichen Veränderung geäußert. Dazu fertigte sie das im Kapiteleingang dargestellte Bild (Abb. 46) der drei Gesichter an.

Für sie zeige das Ausgangsbild (Wunschbild, berufliche Veränderung, links) ihre innere Zerrissenheit und Ambivalenz, denn es stand nicht nur ein Arbeitsplatzwechsel an, sondern eine völlige Neuausrichtung. Im zweiten Bild sei dann für sie mehr Ruhe im Ausdruck, als scheine eine Art „innere Sonne" zu scheinen (Zielbild, Mitte). Diese Innenschau und Ruhe verstärke sich noch im dritten Bild (der erste Schritt, rechts). Für sie sei die Quintessenz aus dem Malprozess und den Werken: Augenschließen, Mund zu, Ohren zu, nach innen horchen. Fühlen und nicht denken, dann zeigt sich der Weg. Das sei eine große Herausforderung, da sie ständig das Bedürfnis habe etwas in Bewegung zu setzen. Die „Botschaft der Bilder" sei für sie aber eher ein Indiz für das Gegenteil.

6.9. Portrait

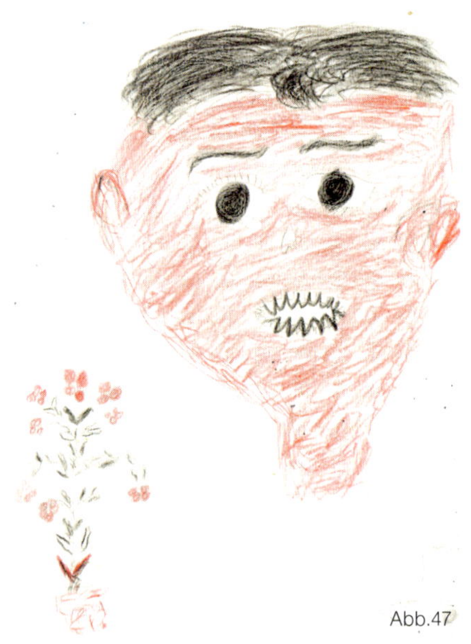

Abb.47

Michelangelo antwortete auf die Frage, warum er den Ochsen lebensgetreuer gestaltet habe als den Rest seines Bildes: „Weil der Maler sich selbst gut darstellt.“ [413] Selbstbildnisse sind eine spezielle Thematik in der Kunst und Kunsttherapie, denn hier geht es unmittelbar um die Selbstdarstellung des Portraitierten. „Es wird angenommen (und gehofft)“, so konstatiert Hall in seinem Buch „Das gemalte Ich“, Selbstportraits würden einen priviligierten Zugang zur Seele des Abgebildeten gewähren (…).“ Diese Idee kann den Künstler motivieren, aber auch einschüchtern.

Das Selfie beispielsweise ist aus der heutigen Gesellschaft nicht mehr wegzudenken. Als Form der virtuellen Präsenz eines Individuums wird es inflationär in sozialen Netwerken verbreitet, als müsste man sein analoges Dasein optimieren, manifestieren und öffentlich bezeugen. Gleichzeitig kann der eigene Körper gerade bei traumatischen Erfahrungen

413 Vasari (1568)

(körperliche, sexuelle Gewalt, Abwertungen etc.) auch Porjektionsfläche für alles Negative sein. Körperregionen werden in „gut und böse" unterteilt und entsprechend abgelehnt. Insbesondere das Gesicht, das anderes als andere Körperteile jedenfalls in der westlichen Kultur nicht verhüllt ist, zwingt zu einem (unfreiwilligen) Präsentieren seiner Selbst nach außen.
Die künstlerische Arbeit mit Portraits muss den besonderen Stellenwert eines Selbstbildes daher im Blick behalten. Für den Arbeistauftrag zu einem Portait kann der Druck zur optimalen Selbstdarstellung oder die Scham sich zu zeigen dadurch gemildert werden, dass kein Abbild der Person zu erschaffen ist, sondern etwa der momentane Gefühlsausdruck wiedergeben wird. Ich erlebe es oft, dass bei solchen Aufträgen nicht immer ein klassisches Portrait entsteht, sondern oft auch innere Bilder, Wünsche, Ziele, Ängste u.v.m. im Bild Ausddruck finden. Und das ist dann völlig in Ordnung. Das Portrait besteht bei diesen Werken eher aus einer Art Inneschau, ein Portrait des Innenlebens, als könne der Betrachter „in den Kopf" des Künstlers blicken.
Collage ist eine besonders gute und einfache Möglichkeit, spielerisch-künstlerisch mit dem Thema zu arbeiten. Sie bietet einen niedrigschelligen Einstieg, Imperfektion ist der Arbeit mit Collage immanent, die Ergebnisse sind oft für die Klienten sehr überraschend. Es kann gerade im Kontext Collage auch mit Text- bzw. Wortelementen gearbeitet werden. Auch die Handschrift kann als künslterisches Element eingesetzt werden.

Praxisbeispiel

Im folgenden Beispiel eines Collage-Selbstportraits ging es darum, eine „Botschaft aus der Zukunft" für eine schwierige berufliche Situation zu generieren. Zunächst haben die Teilnemer der Gruppensitzung den Auftrag bekommen, sich drei Worte aus der Zeitung auszureißen. Dabei sollte weinger auf der Bedeutungsebene der Worte gesucht werden, sondern eher im Sinne eines bildhaftem Sammelns von Worten, die gerade eine Anziehungskraft ausüben. Die Worte wurden zunächst zur Seite gelegt und ein Portrait gefertigt. Der Arbeitsauftrag wurde von der Idee gerahmt, dass das Portrait ein um ein paar Tage oder maximal Wochen älteres Ich aus der Zukunft darstellen sollte. Ich mag solche Imaginationen, da sie den Verstand verwirren („das geht doch gar nicht“) und so das Tor zur Intuition, dem Impuls aus der Zukunft, öffnen. In dem Collage-Portrait waren sodann auch die drei zuvor gefundenen Worte künstlerisch zu verarbeiten.

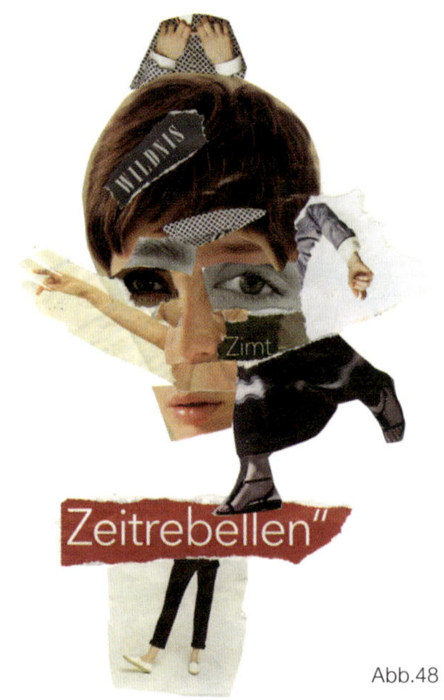

Abb.48

Klientin: „Das sagt bzw. fragt mein Verstand: Wie sehe ich mich in ein paar Monaten? Aktiv, in Bewegung, zielstrebig, ich weiß was ich will und wo es hingeht, selbstsicher. In ein paar Monaten soll klar sein, dass ich mich ins Arbeitsleben stürzen will und ich weiß dann auch wie genau das aussieht. Mit dieser Idee im Kopf bin ich an die Aufgabe herangegangen. Entstanden ist ein anderer Blick auf die Situation mit einer deutlichen Botschaft: „hör auf dein Inneres“.
Die Zeitrebellin sträubt sich gegen diesen Anspruch, will dieser Erwartung nicht entsprechen. Da ist aber auch das Gefühl, dass ich mir mit meiner inneren Zeitrebellin selber im Weg stehe, mir manchmal etwas mit dem Trotz verbaue. Trotzdem konnte ich nun diesen rebellischen Teil in mir zum ersten

Mal annehmen und auch als einen Teil sehen der für mich sorgt, dem ich Aufmerksamkeit geben darf, dem ich vertrauen kann, da er weiß was richtig für mich ist, weil es vielleicht gar nicht dran ist mich in das Arbeitsleben zu stürzen. Ich muss mich nicht entwickeln und an mir arbeiten, um ins System zu passen, sondern darf herausfinden was ich will, was im Moment das Richtige für mich ist. Ich höre auf meine innere Zeitrebellin. Und ein kleines Gedicht was mir eingefallen ist, weiß aber nicht, ob es wichtig ist oder was es bedeutet, kam mir eher so spontan im Nachhinein und ich mag es.“

Wildnis im Kopf
Zimt im Herzen
Zeitrebellin

Blind gemalte Portraits

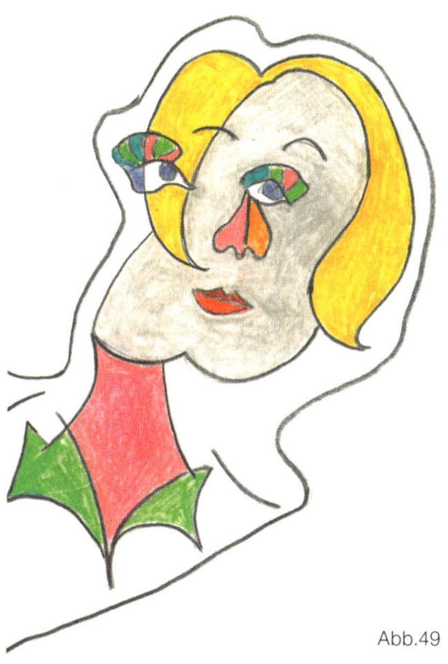

Abb.49

Die Form des Portraitierens mit geschlossenen Augen führt besonders in Gruppen regelmäßig zu befreiendem Lachen. Was hat das mit Kunsttherapie zu tun, könnte man sich fragen? Lebensfreude und Spaß sind – wie auch der Mediziner Dahlke[414] äußert – vielleicht die am meisten unterschätzen Themen im Bereich moderner Therapieformen. Der renommierte Hirnforscher Gerald Hüther hat ein Plädoyer für das Spielen verfasst.[415] Das spielerische und bewertungsfreie künstlerische Schaffen setzt Freude und Lebensenergie frei. Es ist eine wichtige Quelle für Entspannung und Öffnung der Intuition. Das Blindportraitieren schafft vor allem in Gruppen eine spielerische Form der Begegnung. Gerade beim Malen und Zeichnen verfangen immer wieder alte Bewertungs- und Leistungsmuster („ich kann nicht malen"), die mit dieser Zeichenübung problemlos überwunden werden. Denn „blind" kann niemand wirklich „gut" zeichnen. Gleichzeitig ergeben sich abstruse und lustige Ergebnisse, die den Einzelnen im kreativen Prozess bestärken. Das Portrait kann schlussendlich auch als Einstieg für ein kunsttherapeutisches Gespräch dienen. Das Portraitieren hat immer auch etwas mit dem Erforschen das eigenen Ichs bzw. seines Gegenübers zu tun.[416] Beim Portraitieren eines anderen, tritt man in die Welt seines Partners.

Ein blind gemalte Portrait von sich selbst oder seinem Gegenüber fertigt man wie folgt: Die zu portraitierende Person wird zunächst angeschaut, anschließend schließt man die Augen und skizziert den anderen blind. Der/die Abgebildete kann dann an seinem Portrait weitermalen. Das gleiche kann man auch als Selbstbildnis machen, indem man zunächst sich selbst im Handspiegel betrachtet und anschließend mit geschlossenen Augen malt.

414 Dahlke (2010)
415 Hüther, Quarch (2016)
416 Hall (2016)

6.10. Der Stein der Weisen

Gespräch mit einem Stein

Ich klopfe an die Tür des Steins.
„Ich bin's, mach auf.
Lass mich ein,
ich will mich umschaun in dir,
dich einatmen wie die Luft."

„Geh weg", sagt der Stein.
„Ich bin dicht verschlossen.
Sogar in Teile zerschlagen,
bleiben wir dicht verschlossen.
Sogar zu Sand verrieben,
lassen wir niemanden ein."

Zwei von insgesamt sechs Strophen des Gedichts von der Wisława Szymborska[417]

Der Stein hat für uns viele verschiedene Bedeutungen und weckt unterschiedliche Assoziationen. Wir haben zahlreiche Redewendungen um ihn, wie etwa: „er ist wie versteinert", „mir fiel ein Stein vom Herzen", „ein Herz aus Stein", „bei jemanden einen Stein im Brett haben", „etwas ist in Stein gemeißelt". Der Stein steht für etwas Verhärtetes, gar Lebloses und auch Ewiges. Gleichzeitig gibt er Rätsel auf. Kann man in einen Stein hineinschauen, fragt Szymborska in ihrem Gedicht.

Der geheimnisvolle „Stein der Weisen" bezeichnet in der Alchemie einen Stein, der unedle Metalle in Gold und Silber verwandeln kann. Er steht für Heilung und Läuterung. Der Stein der Weisen als Allheilmittel von höchster Reinheit ist auch ein Zeichen für die Transformation des niederen in das höhere Selbst. Der römische Gott Mithra, eine

417 Szymborska (1997)

mythologische Personifizierung der Sonne, wurde in einer Felsenhöhle geboren. In vielen Kulturen wird erzählt, wie Felsen Edelsteine gebären, ebenfalls ein Zeichen der Transformation.

Praxisbeispiel

Wir können in der kunsttherapeutischen Arbeit mit diesem Thema arbeiten. Im folgenden Praxisbeispiel haben wir im Rahmen einer Gruppe zum Thema Trennung zunächst gemeinsam das am Kapitelanfang auszugsweise wiedergegebene Gedicht gelesen. Zudem lag in einer Schatztruhe eine Sammlung von Steinen bereit, die ich im Wald gesammelt hatte. Dieses Ritual sollte dem Thema einen geheimnisvollen Rahmen geben: was für ein Geheimnis verbirgt sich in meinem Stein? Jeder konnte sich seinen Stein aussuchen, um anschließend künstlerisch damit zu arbeiten.

Der künstlerische Auftrag wurde wie folgt eingeleitet:

„Schau dir deinen Stein an, seine Farbe, Form. Fühle ihn, sein Gewicht, seine Temperatur. Nimm ihn auch mal in die andere Hand. Wenn du hineinschauen könntest in den Stein und fändest dort etwas Überraschendes für dich, was könnte es sein?

Vielleicht ein Wort, ein Satz, ein Symbol, ein Geruch, ein Geräusch, ein Geschmack, ein Geschenk, ein Gedanke, eine Erinnerung. Wenn dieser Stein, dein Stein der Weisen wäre und er hätte ein Geheimnis für dich, was könnte es wohl sein? Was wäre, wenn der Stein sich auflösen würde und dir sein Geheimnis offenbart? Welche Farbe hat das Geheimnis? Gibt es eine Form? Kommen dir vielleicht Bilder in den Kopf? Und jenseits all dieser Fragen, kannst du einfach drauf los malen und kritzeln und schauen, was da entsteht. Greif dir intuitiv eine Farbe und fang an.

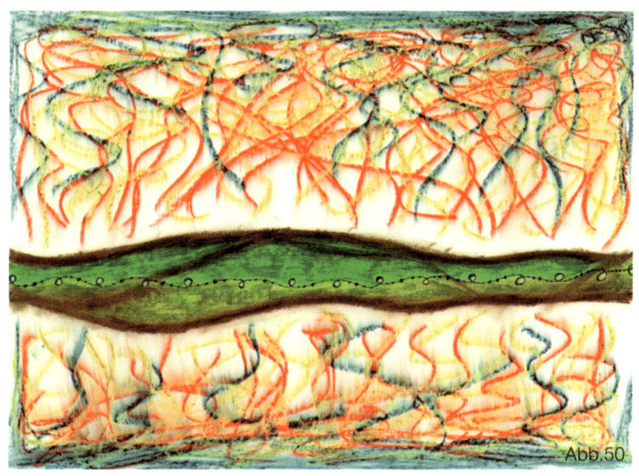

Die Klientin, die die Gruppe aus Anlass einer Trennung von ihrem Partner aufsuchte, hatte sich aus der Schatztruhe einen sehr flachen, ovalen, schwarzen Stein ausgesucht. Den künstlerischen Ausdruck zur Innenschau des Steines zeigt die Abbildung 50. Bei ihrer Werkbetrachtung berichtete die Klientin, dass sie mit der „Kette" in der Mitte begonnen habe. Zunächst habe sie an eine Menschenkette aus Strichmännchen gedacht, dann sei aber dieses schmuckhafte Band entstanden. Für sie symbolisiere es das Thema Zusammenhalt mit Freunden, was ihr sehr viel Kraft gäbe. Das Bild strahle für sie eine natürliche Stabilität aus.

Im Rahmen einer späteren Einzelsitzung haben wir uns noch näher mit dem Bild beschäftigt. Dazu habe ich einen Frageablauf nach dem Synergiemodell verfolgt (auszugsweise), den ich in seiner Struktur hier beispielhaft wiedergebe:

(1) Rationale Intelligenz

Welche Gedanken kommen dir zu deinem Bild?
Was denkst du zu deinem Werk?
Was fällt dir dazu ein?
Womit verbindest du das?

Ich hatte das Wort Fegefeuer im Kopf, Feuer, Bedrohung. Das betrifft das Außen, was sich nicht beeinflussen lässt. Was passiert, wenn ich in die Situation gehe, in die Begegnung mit dem Exfreund? Das Feuer, die Bedrohung wird aber gestoppt oder geschützt von der Form, die wie eine Brücke oder auch eine Schlange aussieht. Mit der feinen „Kette" in der Mitte verbinde ich – wie schon gesagt – eine Menschenkette, den Zusammenhalt, den ich mit meinen Freunden erfahre. Das ist sehr wichtig für mich. So etwas wie eine natürliche Stabilität. Mich irritiert allerdings die Farbe Blau am Rand, dies Blaugrün vermischt sich mit dem Feuer. Warum? Es erinnert mich eher an etwas Mooriges.

(2) Emotionale Intelligenz

Was fühlst du?
Gibt es emotionale Erinnerungen oder Eindrücke?
Emotional geladene innere Bilder?

Ich finde es sehr interessant an diesem Bild, dass ich die Umgebung, also dieses Feuer gar nicht mag, also ästhetisch, meine ich, aber diese Form (zeigt auf die Mitte) sehr gerne mag. Das ist für mich eine interessante Kombination, das Bild würde ich nicht als schön bezeichnen, weil ich die äußere Form nicht mag, das Bild spiegelt also ästhetisch genau das wieder, wie ich es auch in der Realität empfinde.
Rückfrage: Ist das so eine Art von Ambivalenz?
Ja genau. Das Bild und die Aussage des Bildes sind sehr ambivalent für mich.

(3) Strukturelle Intelligenz

Welche Körpersensationen nimmst du wahr?
Gibt es Bewegungsimpulse?
Hast du eine Idee was für ein Klang (Geruch/Geschmack) zu dem Bild passen würde?

Ich kann es nur aufteilen, für die Mitte sowas wie Klangschalen. Für das Feuer Schellenkränze. Es riecht erdig. Beim Feuer riecht es eher nach natürlichen Aromen von Räucherwerk, aber auch beißend, nicht aber abstoßend, doch dominant.

(4) Inspirative (spirituelle) Intelligenz

Welche Ideen, Inspirationen, Gedankenblitze kommen dir?
Intuitive Eingebungen oder Bilder?
Oder gibt es einen Titel für das Bild?

Ambivalenz des Lebens. Fluss des Lebens. Witzig, dass aus einem Stein ein Fluss entsteht. Da möchte ich die Ambivalenz wieder aufnehmen, nämlich dass etwas Festes wie ein Stein nicht unbedingt vom Charakter hart sein muss, sondern dass er durch seine Stabilität auch etwas sehr Natürliches haben kann und sogar etwas Flüssiges bewirken kann. Also im Inneren ein ganz anderes Wesen haben kann als nach außen.

(5) Synergetische Intelligenz

Was interessiert dich besonders an dem Bild, wo zieht dich deine Aufmerksamkeit hin?
Was verstehst du nicht, kannst du dir nicht erklären, welche Stelle im Bild ist überraschend, mysteriös, macht dich neugierig?
Wo möchtest du noch genauer hinschauen?

Warum der Hintergrund so hell ist, der weiße Hintergrund, den finde ich schon irritierend. Dieses weiße Leuchten. Wie so ein Scheinwerfer, der von hinten draufleuchtet. Was ist das für ein weißer Abstand, das kann ja nicht Nichts sein?
Vielleicht ist das dieser ganze Prozess, wenn man etwas annimmt (gemeint ist aus der vergangen Sitzung das Thema Trennung und Schmerz), dass man eine gewisse Ausstrahlung, eine Aura bekommt. Der Kern ist geschützt. Die Aura, die alles wie auf eine natürliche Art und Weise einfach „sein" lässt. Da fällt mir zu ein, ich habe seit Jahren einen Spruch auf meine Schulter tätowieren lassen: Fortgetragen von den Wellen des Lebens und vom Feuer

des Geistes gebannt. Für mich beschreibt das meine Einstellung zum Leben und eine Verbindung der Elemente Wasser und Feuer, was mir wichtig war. Die Wellen des Lebens sind für mich all das, was man so tut. Aber was daraus entsteht, das können wir gar nicht beeinflussen, ob zum Beispiel mal eine Bahn zu spät kommt und du jemanden anderen triffst. Das Feuer des Geistes ist für mich alles, was man sich unter den Emotionen vorstellt. Wie man sich bei etwas fühlt, wenn man sich bedroht fühlt. Oder Freundschaften sind für mich Geistesfeuer. Gibt es noch eine Frage, die ich nicht gestellt habe?
Für mich bleibt die Frage, was das Weiße ist. Und mir gefällt das Wort Ambivalenz. Die Dinge sind nicht immer das, wie sie auf dem ersten Blick erscheinen.

Na, wenn das keine Botschaft des Steines ist.

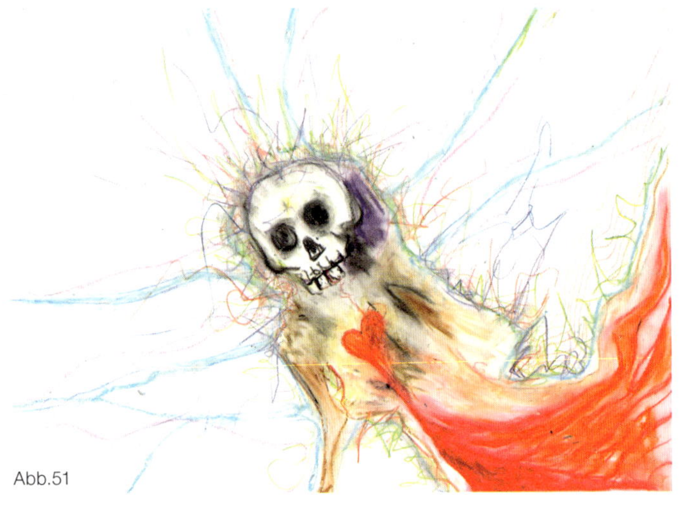
Abb.51

Gern möchte ich noch auf die Symbolik dieses Werkes (Abb. 51), das ebenfalls im Rahmen einer Gruppensitzung entstand, eingehen, das anschaulich die Tiefe und Vielschichtigkeit des symbolischen Ausdruckes zeigt. Ausgangspunkt für das Kunstwerk war ein weißer, kantiger Stein, der Ähnlichkeit mit einem eher eckigen Herz hatte. Die Klientin berichtete, dass sie inspiriert von diesem Stein zunächst ein weißes Herz auf das Papier bringen wollte, daraus entstanden sei dann aber der Totenkopf. Dieser wird von farbigen, teils chaotisch verlaufenden Linien gerahmt. In der Mitte des nur schemenhaft zu erkennenden Torsos ist ein knallrotes Herz erkennbar, das in eine Fläche ausläuft, die wie eine Blutlache erscheint. Die Klientin dachte bei ihrem Bild zunächst an das Thema Tod. Dazu gäbe es einige Assoziationen, so richtig konnte sie damit aber gerade nichts anfangen. Im Rahmen der Rückmeldung der Gruppe, die sich assoziativ in das Bild einfühlte, fiel dann der Satz einer Teilnehmerin: „Für mich hat das etwas sehr lebendiges, auch durch die Farben drum herum. Die Linien sehen fast aus wie elektrisiert. Die Augen im Totenschädel gucken geschockt. Mir kommt die Assoziation von Gefühlen, die tot geglaubt schienen und nun wieder zum Leben erwachen."

Das sei für sie „der Volltreffer", so die Künstlerin, die mehr als ein Jahrzehnt das Thema Beziehung aus ihrem Leben fern gehalten habe und nun ganz frisch in einer komplizierten Beziehung stecke, die ihr sehr viel Schmerz abverlange und sie mit den „alten Themen" konfrontiere. Nun verstehe sie auch die blauen Linien, es schiene als breche der Totenschädel durch das Eis, die Gefühle tauen auf.

Ein Grund, weshalb Gruppenarbeiten mit der Kunst als Sprache besonders hilfreich sind, hat sich hier für mich nochmals deutlich manifestiert. Denn das freie Assoziieren aller Teilnehmer führt dazu, dass viele neue Impulse in den Raum, die Realität kommen. Die Klienten der jeweiligen Werke spüren in der Regel sehr genau, wann etwas für sie passt (Resonanz) und wann nicht. Ich gebe daher auch immer vor der Aufforderung zum freien Assoziieren den Hinweis an den Zuhörer/Klienten: „Nimm das für dich mit was passt, den Rest gibst du zurück ins Universum."

Die zunächst vordergründige Assoziation der Klientin zum Totenschädel stellte daher nicht den Tod dar, sondern eher die Symbolik des Kreislaufes von Tod und Wiedergeburt, Ende und Anfang, sogar Transformation und Neubeginn.

6.11. Wortblüten, das Spiel mit Assoziationen

Als Wortblüten bezeichne ich intuitiv verfasste Texte, man könnte sie auch Blüten der Seele nennen. Solche spielerisch verfassten Texte können in einer Krise oder bei der Lösung eines schwierigen Problems unterstützen und Neues hervorbringen. Die Verbindung von Bild und Poesie führt zu einer Synästhesie der Sinne, die unsere intuitive Wahrnehmung noch erweitert. Diese Synästhesie verhilft zu komplexerem, vernetztem intuitiv geleitetem Erleben. Auch unsere Alltagswahrnehmung und Wirklichkeit vollzieht sich intermedial, so dass diese Verbindung und Synergie der Sinnesausdrücke für den Zugang zur Intuition besonders förderlich ist. Das Clustering ist eine von Gabriele L. Rico entwickelte Methode des Kreativen Schreibens.[418] Dabei werden Assoziationsketten notiert, die von einem Zentralwort ausgehen. Dafür kann auch das Synergiemodell genutzt werden, das unter Kapitel 5. eingeführt wurde. Zunächst benötigt man für diese Übung ein Reizwort, ein Thema, ein Anliegen. Dieses Anliegen kann auf unterschiedliche Art und Weise gefunden werden. Wenn nicht ohnehin schon ein ganz konkretes Anliegen vorhanden ist, kann mit den Begrifflichkeiten der fünf Intelligenzen gearbeitet werden. Zu einer intuitiv ausgewählten Intelligenz wird ein Clustering gefertigt und anschließend ein Wort aus dem Cluster herausgegriffen zu dem es den Klienten hinzieht.

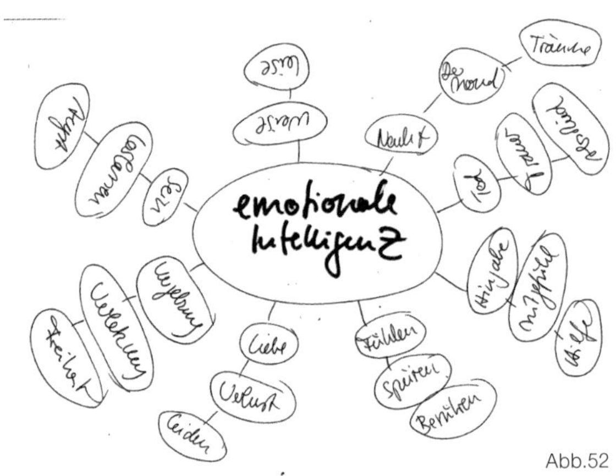

Abb.52

418 Rico (2004)

Wie verläuft nun ein Cluster?

1. Der Cluster beginnt mit dem Cluster-Kern: Ein einzelnes Wort oder eine Phrase wird in der Mitte eines Blattes notiert und ein Kreis um diesen Anfang gezogen. In diesem Fall die emotionale Intelligenz (siehe Abb. 52).
2. Vom Kern ausgehend werden nun freie Assoziationen notiert. Was kommt Ihnen zu dem Begriff ganz spontan in den Sinn? Jede Assoziation wird wieder umkreist und mit der vorangehenden Assoziation durch einen Strich verbunden.
3. Eine neue Assoziationskette setzt wieder beim ursprünglichen Cluster-Kern an.
4. Jede Assoziation wird notiert.

So erhält man ein Sammelsurium an assoziativen Begrifflichkeiten. Es wird anschließend hinterfragt: welches der Worte aus dem Cluster weckt das Interesse, zieht magisch an? Dieser Begriff wird nun für ein wortspielerisches Gedicht genutzt. Auch dafür kann man wieder sehr verschiedene Formate auswählen, etwa ein Elfchen[419], ein Gedicht aus 11 Worten:

Und das geht so:

Erste Zeile, ein Wort:

Gedanke, Gegenstand, Reizwort

Zweite Zeile, 2 Wörter:

Was macht das Wort 1

Dritte Zeile, drei Wörter:

Wo oder wie ist das Wort 1

Vierte Zeile, vier Wörter:

Was meinst du dazu?

Fünfte Zeile, ein Wort:

Fazit, was kommt dabei heraus?

419 Siehe auch Werner (2010, S. 11)

Praxisbeispiel

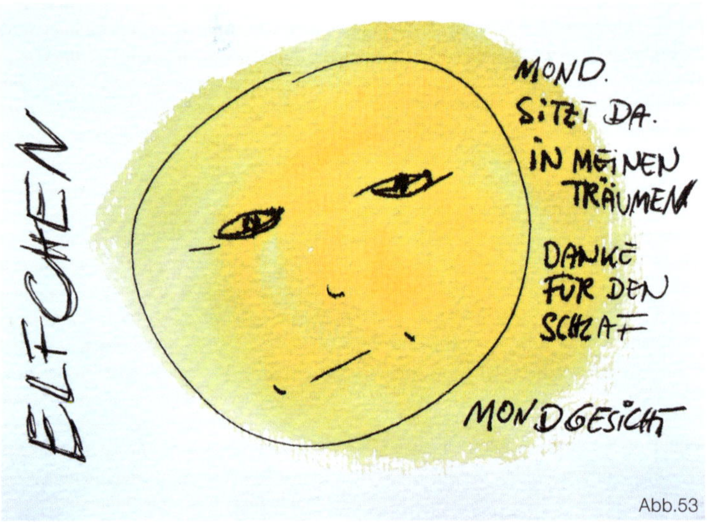

ELFCHEN
MOND.
SITZT DA.
IN MEINEN
TRÄUMEN
DANKE
FÜR DEN
SCHLAF
MONDGESICHT
Abb.53

Die Klientin, die das Elfchen mit Bild in Abbildung 53 gefertigt hatte, war mit extremen Schlafstörungen in die Beratung gekommen. Die Klientin wählte aus ihrem Cluster (siehe Abb. 52) den Begriff „Der Mond". Zu ihrem Elfchen fertigte sie anschließend das Bild. Der Text hatte die Klientin zunächst in seiner „oberflächlichen" Bedeutung irrtiert „danke für den Schlaf. Mondgesicht", da sie ja gerade nicht ein- und durchschlafen konnte. Ihr kam dann aber beim weiteren Assoziiieren (was bedeutet der Mond für Sie?) eine tiefere Bedeutungsebene in den Sinn: der Mond als Schatten der Seele, die dunkle Seite des Mondes, als Symbol der weiblichen, weichen hingebenden aber auch wilden ungezähmten Seite. Weiblich sein dürfen, Sein, statt Handeln, Geschehenlassen, dies waren Themen, die die Klientin sehr berührten, auch und gerade im Kontext Schlafen, nicht loslassen können. An dem Thema Hingabe und Loslassen konnten wir weiter reflektieren und arbeiten.

6.12. Metaphern: Kunst im Kopf

„Jenseits von richtig und falsch existiert ein Ort. Dort begegnen wir uns."
Rumi, persischer Mystiker des 13. Jh.

Die Intuition dient als Schwingungskanal für die Wahrnehmung von Informationen aus dem universellen Feld. Die Informationen zeigen sich in Gefühlen, inneren Bildern und Stimmen, plötzlichen Eingebungen und Inspirationen. Auch Metaphern als sprachliche Bilder, Kunst im Kopf, können Ausdruck intuitiver Prozesse sein. Sie haben eine starke Kraft.[420] Wir benutzen tagtäglich oft unbewusst (auch alt tradierte, mythologische) Metaphern in unserer Kommunikation.[421] Damit wecken wir bei uns und unserem Gegenüber innere Bilder. Glaubenssätze, Überzeugungen, Werte, innere Kriterien, die unserem Handeln zugrunde liegen, beruhen ebenfalls auf früh erlernten Metaphern, die sich in Mythen und Geschichten finden oder auch in Sprichworten und Lebensweisheiten des jeweiligen Zeitgeistes. Im 19. Jahrhundert etwa beschrieben Wissenschaftler Körper und Geist der damaligen Leittechnologie folgend als Dampfmaschine, heute wird die menschliche Psyche mit der Metapher eines datenverarbeitenden Computers verglichen.[422] Wir verbinden uns durch solche Sprachbildern unbewusst mit Feldern, die nicht immer nützlich für uns sind.

Im Kontext einer Gruppenberatung zur Berufsorientierung wurde mit entsprechenden Glaubenssätzen und Metaphern gearbeitet. Die Gruppenteilnehmer assoziierten Metaphern für den beruflichen Alltag. Hier haben sich viele tradierte und gleichzeitig behindernde Metaphern herausgebildet. „Erst die Arbeit, dann das Vergnügen" oder „Lieber den Spatz in der Hand als die Taube auf dem Dach" sind typische Metaphern für die Nachkriegsgeneration. „Vertrauen ist gut, Kontrolle ist besser", auch ein Glaubenssatz unter dem nicht nur ich sehr gelitten habe. Diese alten deutschen Volksweisheiten, die eine stark einengende Wirkung

420 (dazu verweisen wir auch auf das Kapitel 6.2. Tetraeder-Trance zum dort angeführten Beispiel „Das Auge des Universums")

421 Dazu Schmeer mit anschaulichen Beispielen (2007, S. 12 ff.)

422 Harari (2017, S. 163, 164)

zeigen, kennen die meisten von uns. Warum nicht Arbeit als Vergnügen oder Taube und Spatz in der Hand? Durch freies Assoziieren können wir behindernde Metaphern intuitiv erforschen und mit ihnen (wort-) künstlerisch arbeiten. Einer Teilnehmerin fiel im Zusammenhang mit ihrer bereits seit langem erfolglosen Arbeitssuche eine Fernseh-Talkshow ein, bei der der Unterhaltungskünstler Helge Schneider zu Gast war. Im Rahmen des Interviews sagte dieser einen Satz, der die Teilnehmerin sehr berührt hatte: „Wer nicht vom Weg abkommt, der bleibt auf der Strecke". Diese Metapher stand diametral zu der Aussage, die sie als unumstößlich erlernt hatte, nämlich im Leben stets ein klares Ziel zu verfolgen und bloß nicht vom Weg abzukommen. Nicht nur im Zusammenhang mit der Berufsorientierung stoßen Klienten immer wieder an eigene und gesellschaftliche Vorgaben und Erwartungsmuster. Zu der Metapher von Helge Schneider entstand das in Abbildung 54 gezeigte Werk, in das sich die gesamte Gruppe anschließend assoziativ einfühlte.

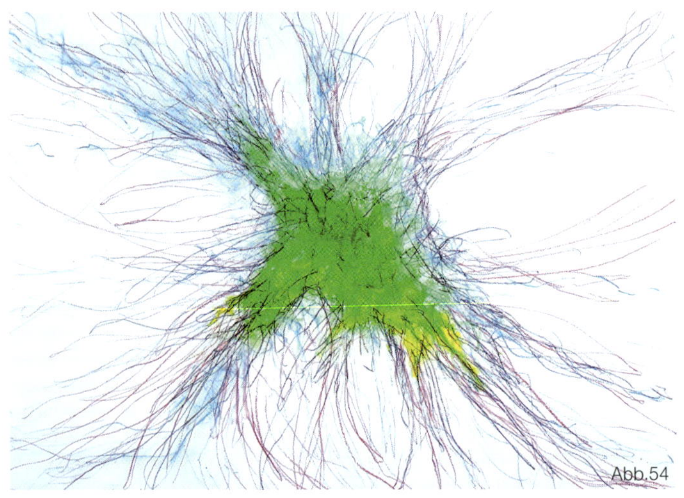

Werk zur Metapher:
„Wer nicht vom Weg abkommt, der bleibt auf der Strecke"

Ein Körper mit sehr feinen Fühlern kam im Kunstwerk zum Vorschein. Eine der Gruppenteilnehmerin sagte dazu: „Das sieht aus wie du mit ganz feinen Antennen". Die Klientin war sichtlich berührt von der Aussage, denn sie wisse „eigentlich", dass sie eine ausgeprägte Intuition und ein besonders Einfühlungsvermögen in Menschen und Situationen habe, womit sie den für sie richtigen Weg ohne äußeren, gesellschaftlichen Erwartungsdruck problemlos finden könne, ihn dann aber wegen äußerer Erwartungen doch nicht gehe. Sie fühle sich nach diesem künstlerischen Prozess nebst assoziativer Werkbetrachtung gefestigt, dass sie trotz äußerer Widerstände diesen Weg dann aber auch gehen müsse.

Der künstlerische Ausdruck ist oft sehr überraschend und völlig anders, als Klienten zuvor über ihre Anliegen nachgedacht oder auch reflektiert haben. Er verdichtet Informationen und bringt oft – wie bei diesem Bild – neue Impulse hervor oder eine Ahnung, ein Bauchgefühl, finden im Werk eine Bestätigung.

Anleitung

Zu einem Anliegen werden zunächst Metaphern und Glaubenssätze assoziiert.

- Was verbinden Sie mit der Metapher?
- Welche Situationen oder Sätze kommen ihnen dazu in den Sinn?
- Gibt es Momente, in denen sie diese Metapher behindert oder unterstützt hat?
- Wie würden Sie diesen (behindernden) Glaubenssatz gern positiv wandeln?

Malen Sie zu dem Sprachbild ein frei gestaltetes Bild.

- Was zeigt sich Ihnen?
- Was will gesehen werden?
- (Was) möchten Sie von diesem Glaubenssatz behalten, über Bord werfen?

6.13. Die fünf Intelligenzen

Trancezustände wecken die Intuition, das haben wir mehrfach erörtert. Eine Fantasiereise mit den fünf Intelligenzen des Synergiemodells (Kapitel 5) kann insbesondere gut in der Gruppenarbeit genutzt werden. In einer Innenschau werden von den Klienten die vier äußeren Punkte des Tetraeders und der Mittelpunkt – die Herzensintelligenz – imaginiert, wobei die jeweiligen Punkte im Raum individuell verortet werden. Dabei ist von den Teilnehmern zu beobachten, welcher Punkt, welche Intelligenz, auftaucht, sich zeigt, in den Vordergrund spielt. Das soll im Folgenden an einem Beispiel gezeigt werden. Für diese Mediation ist der Impuls zu geben, alle einschränkenden Vorstellungen über uns selbst beiseite zu legen und für einen Moment anzunehmen, dass mehr möglich ist, als wir normalerweise für möglich halten. Eine Tranceinduktion könnte folgenderweise lauten:

„Über den Tetraeder machen wir nun eine Reise nach innen, in einen Raum, in dem nichts ist und alles möglich ist. Dein Blick sucht sich einen fixen Punkt im Raum, vor dir, den du mühelos erreichen kannst. Während du den Blick auf diesen Punkt richtest, spürst deinen Körper, wie du auf dem Stuhl sitzt, wie deine Füße den Boden berühren, dein Gesäß Sitzfläche, dein Rücken die Stuhllehne … Und vielleicht merkst du schon jetzt, wie deine Augenlider schwerer werden und du dem Impuls nachgeben möchtest, sie zu schließen. Und während im Außen Geräusche vorbeiziehen, … (beschreiben was gehört wird, z.B.:)*, die Uhr, die tickt, Kinderrufe aus der Ferne, merkst du vielleicht jetzt schon, wie du immer tiefer in dich hinein sinkst. Und du stellst dir vor in einem Tetraeder zu sitzen. Dazu gehst du mit deiner Aufmerksamkeit zum rechten Bein, Oberschenkel, zum rechten Knie, bis zu deinem rechten Fuß und suchst dir von dort aus einen Punkt im Raum. Diese Stelle, sie kann näher oder weiter weg sein, fühlst du vielleicht oder du siehst sie vor deinem inneren Auge, ein Klang zieht dich zu dem Punkt oder du entscheidest dich einfach für diesen Punkt eins. Nun gehst du zu deinem rechten Bein, …* [Die Trance wird mit allen weiteren Punkten des Tetraeders entsprechend fortgesetzt. Für den Punkt drei dient die Verlängerung der Wirbelsäule als Marker, der vierte Punkt wird über den

Scheitel am Kopf imaginiert] … *„Nachdem du alle vier Punkte im Außen gefunden hast, gehst du nun mit deiner Aufmerksamkeit zu deinem Herzen, dem Bereich in deiner Brustmitte, das ist der Punkt fünf.*

Spüre wie du ein und ausatmest. Beim nächsten Einatmen ziehst du alle vier Punkte im außen, rechts vorne, links vorne, hinter dir und über dir, zusammen, in die Herzmitte hinein, so dass sich dort alles zentriert. Und beim Ausatmen dehnst du dich wieder aus. Du ziehst alles zusammen, in deiner eigenen Zeit und Tempo, und dehnst es wieder aus. Wenn die Zeit gekommen ist, das spürst du von ganz allein, wie von selbst wirst du geführt, hältst du inne und spürst einfach nur den Punkt fünf, in der Mitte. Du lässt dich überraschen welcher von den vier Punkten im außen sich in deine Aufmerksamkeit spielt, dich hineinzieht, dich magisch einnimmt, während du weißt, dass in jedem dieser Punkte im außen nochmals wieder ein eigener Raum ist, eine eigene Welt in die du eintauchen kannst. Lass dich überraschen, was sich dir anbietet, was in dir klingt, welche Welt sich dir zeigt. In dieser Welt ist alles möglich, du kannst Vergangenes sehen, Vertrautes betrachten und du kannst die Zukunft erahnen, die der Verstand nicht denken kann, aber du kannst sie fühlen, sehen, hören, in diesem Raum, in dem alles möglich ist. Und wie von selbst spürst du vielleicht „etwas", ohne dass du weisst was es ist, ohne eine Bedeutung zu haben, für das was da „ist". Vielleicht ist es etwas, das du als unscharfe Farbe wahrnimmst, vielleicht hörst du etwas, einen besonderen Klang, eine Stimme, ein Geräusch. Vielleicht zeigt sich dir ein Symbol, ein Satz fließt durch deinen Kopf, wie eine Welle auf dem Meer … Und wenn du jetzt wieder zurückkommst, langsam, in deiner Zeit, dann bleibt dieses Etwas, dass sich jetzt auf einem Blatt Papier ausdrücken will …"

Im Anschluss an die Trance wird das Erlebte von den Gruppenteilnehmern visualisiert, indem die Gefühle, Eindrücke, inneren Bilder auf Papier künstlerisch umgesetzt und anschließend erläutert werden. Zu den entstandenen Kunstwerken kann der jeweilige Künstler selbst wie auch die Gruppe frei assoziieren.

Praxisbeispiel

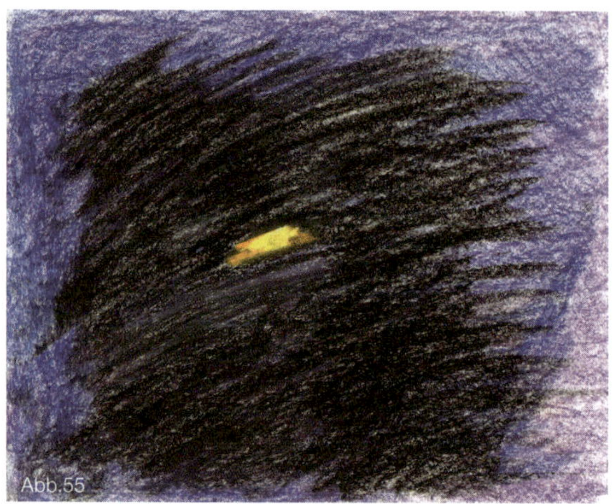

Das Auge des Universums

Dazu folgt ein Beispiel mit Originalzitaten der Gruppenteilnehmer zu dem Bild „Das Auge des Universums“:

- *Zwei Simultanwahrnehmungen: Fürchte die hypnotische Kraft des Drachenauges. Licht am Ende des Tunnels.*
- *Die Suche nach dem heiligen Gral. Je länger man das Bild anschaut, desto intensiver wird das Licht.*
- *Durchbruch des Lichts.*
- *Die Erde lässt das Gold heraus. Das unkaputtbare Licht.*
- *Du kannst von oben einsteigen oder von unten, jedes Mal landest du in dem Licht.*
- *Durchgang.*
- *Auch das Verführerische muss verdeckt sein, damit es zur Stille und Ruhe kommt.*
- *Für mich hat das etwas von einer reifen Quelle, wenn die Quelle reif ist, bricht die Erde auf. Und das kann von selbst sprudeln, ohne dass es angezapft wird. Und so ist das Gold jetzt reif, im Sinne eines Schatzes, was jetzt die Erde aufgebrochen hat, um nach oben voller zu werden.*

- *Das kann aber auch sein, dass da ein morz Vulkan unten drunter ist.*
- *Ich habe so eine Halluzination, dieses Auge guckt mich an und ich sehe es zwinkert mir zu. Und dann denke ich, ey merkst du es, was das alles für ein Witz ist?*
- *Wenn du das sagt, dann sehe ich: eigentlich ist das alles Licht und ich habe vorher auch gedacht, das Schwarz nimmt ja den Hauptteil des Bildes ein aber trotzdem, alles was mich fängt ist das Licht, also alles was ich wirklich wahrnehme ist das Licht.*
- *Ja da unter ist es ja auch lila unter dem Schwarz und das Licht kommt da durch.*
- *Künstlerin: Ich bin jetzt irgendwie geflasht, also es ist Punkt 1 und als das kam, ich habe nur schwarz, schwarz, schwarz gesehen. Und wie so ein kleines Segelboot war da in der Mitte und es hörte nicht auf. Aber was ich am spannendsten fand ist, dass ich völlig gefühllos war. Ich habe das nur gesehen, aber Null Emotionen, aber jetzt wo ihr gesprochen habt, berührt es mich umso mehr. Also jetzt weiß ich erst, jetzt kommt es langsam durch. Gleichzeitig sehe ich auch nur ein Auge. Ständig kommt mir bei kreativen Sachen nur so ein Auge. Aber das ist auch schön. Und mir geht es auch so, obwohl so viel schwarz ist zieht das Licht, dass man so denkt „wow“. Aber auch beunruhigend.*

Auffallend ist die metaphorische Sprache der Teilnehmeräußerungen, die sich deutlich von einer logisch-kognitiven Sprache abgrenzt und ein Zeichen von intuitiven bildhaften Prozessen ist. In der persönlichen Erfahrung hatte die Teilnehmerin beeindruckt, dass das Thema Licht in vielen der Rückmeldungen sehr deutlich hervortrat. Vor vielen Jahren habe sie eine innere persönliche „Reise“ mit einer selbst definierten Überschrift: „Licht ins Dunkel bringen“ begonnen. Insofern klinge zum Thema Licht und Dunkelheit sowie Durchbruch des Lichts bei ihr etwas stark an. Sie habe den Punkt eins, die rationale Intelligenz in der Trance als Fokus gehabt. Der Verstand, die Ratio stehe für sie auch für Kontrolle der Gefühle. Im Umkehrschluss stelle das Bild den absoluten Kontrollverlust in der Erstarrung dar, ferner auch die Bewegungslosigkeit, nichts tun zu können, ein Thema, das ihr sehr bekannt war. Der Verstand versuche gern das nicht kontrollierbare Leben zu kontrollieren, so ihr Resümee. Das Drachenauge bzw. Auge des Universums verstärkte

die symbolische Bedeutung des Themas Kontrolle für die Teilnehmerin (*mit der Frage: wer hat hier eigentlich die Kontrolle?*), der Durchbruch des Lichts die zukünftige Aufgabe zur Hingabe und zu Vertrauen. Die Werkgestaltung habe durch die monotonen rhythmischen Bewegungen Erleichterung verschafft, das Material habe dabei unterstützend gewirkt, Taubheitsgefühle und die Erstarrung hätten sich gelöst.
Vergangenheitsgeleitete vermeintlich allgemeingültige Deutungsmuster können durch Interpretation der Werke in die Irre führen. Die Herausforderung bei assoziativen Arbeiten ist daher, dass nicht von den Betrachtern der Werke interpretiert wird, sondern die jeweilige Bedeutung für die Person, die das Werk erschaffen hat, im Vordergrund steht. Resonanzen im freien Assoziieren können für die Klienten neue Perspektiven öffnen.

6.14. Kunst als „Sehhilfe"

Kunst ist eine Sprache. Und so kann auch der Therapeut oder Coach diese Sprache für den Prozess der Begleitung des Klienten nutzen. Wie bereits eingangs im Praxisteil erwähnt, kann man Feldwissen durch einen künstlerischen Prozess des Therapeuten selbst abbilden. Dieser Prozess kann auch über so genannte Fernsitzungen stattfinden, bei denen Klient und Therapeut nicht zusammen körperlich anwesend sind.

Für den Beginn eines solchen Malprozesses stimmt man sich auf die Person ein, für die eine solche Fernsitzung gemacht wird. Dazu ist es notwendig, dass man sich einen klaren Rahmen setzt:

- Wie viel Zeit nehme ich mir?
- Wo – an welchem Ort – male ich?
- Bin ich ungestört?
- Bin ich innerlich bereit dafür?
- Welches Material steht mir zur Verfügung?

Anschließend kann man sich von Fragen inspirieren lassen wie etwa:

- Welches Material spricht mich gerade an?
- Welche Farben berühren mich, ziehen mich an?
- Wie möchte ich beginnen, frei malen, einfach drauflos kritzeln?
- Oder kommt mir ein Impuls, ein Symbol, ein Thema, das ich künstlerisch umsetzen will?

Beispielhaft möchte ich eine Fernsitzung dokumentieren, bei der es dem Klienten um eine Beziehungsproblematik ging, die er mit folgender Überschrift beschrieb: „Ich bin unsicher in dem was ich brauche und will". Dazu habe ich zwei Bilder gefertigt, die ich intuitiv (ohne Gegenwart des Klienten) gemalte habe. Das erste Bild (Abb. 56) entstand intuitiv, so wie die Einstimmung oben beschrieben wurde. Das zweite Bild (Abb. 57) ist ein so genanntes Kritzelbild, dazu inhaltlich mehr auch in Kapitel 6.4.

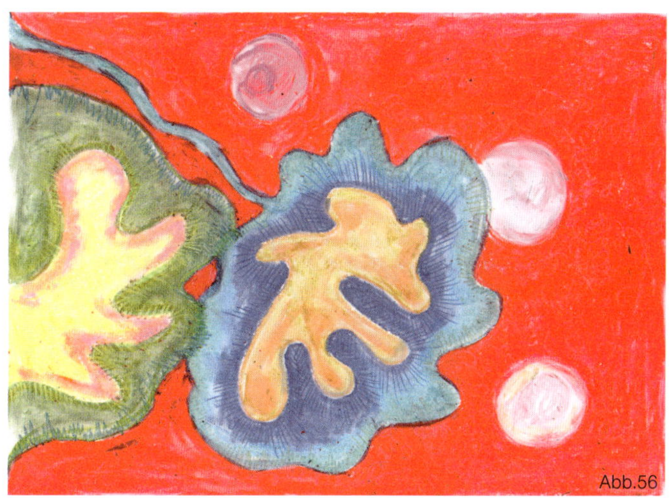
Abb.56

Für den Klienten waren die ferngefertigten Bilder überraschend eindeutig. Die blau umhüllte Figur (Abb. 56) in der Mitte stehe für ihn selbst. Die „Nabelschnur“, die nach oben links hinausführt aus dem Bild, repräsentiere seine Verbindung zu seinem Zwillingsbruder. Diese Verbindung sei sehr stark und für ihn stets präsent. Die Figur links im Bild stehe für seine Freundin, der er zwar den Rücken zuwende, der er sich gerne ganz hingeben möchte, es aber auf Grund der Situation noch nicht könne. Diese versuche – so scheine es im Bild – mühevoll aber ergebnislos sich an die „Amöbe“ in der Mitte heranzutasten, ohne aber bemerkt zu werden. Bemerkt im Sinne, dass die beiden wie Puzzleteile passenden Figuren sich einander zuwenden und damit vollkommen zueinander passen. Zu der Situation gehören auch die umliegenden drei weißen Kreise, die für den Klienten die noch unklare Situation mit den Kindern seiner Freundin spiegelten. Diese kenne er noch nicht, weiß aber um sie.

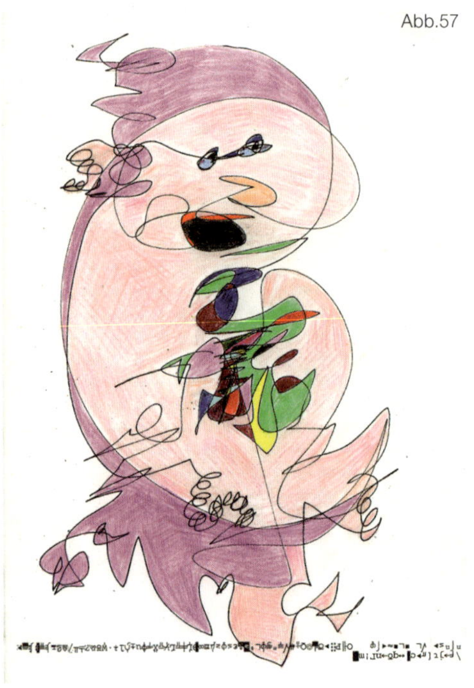
Abb.57

Das Kritzelbild (Abb. 57) sei ein Spiegelbild seiner seelischen Situation, so der Klient. Da er einen Zwillingsbruder habe, fühle er sich, wie das Bild gut darstelle, nur hälftig. Es fehle ihm jemand an seiner Seite. In diesem Falle ist es die Freundin, die die Lücke einnehme. Den Zwillingsbruder habe er ja über die Nabelschnur „in sich", so der Klient. Die Freundin sei die Ergänzung und Vervollständigung in seinem Leben. Aus einer halben Amöbe wird ein Yin und Yang. Der bunte Bauch sei das Zentrum, das Gefühlszentrum, das dann eingebettet in der Beziehung liegen würde.

Fernsitzung Klientin

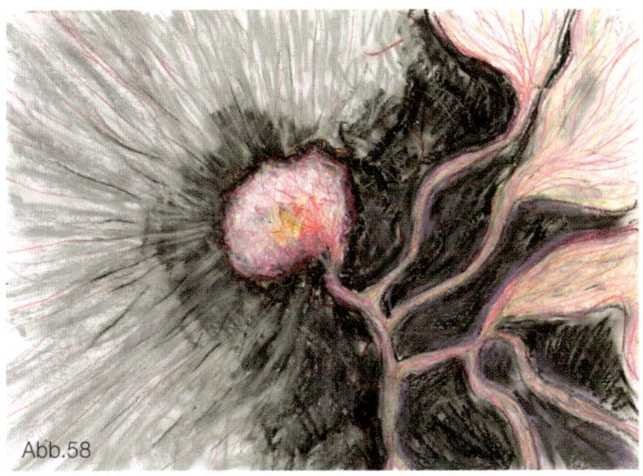
Abb.58

Bei diesem zweiten Praxisbeispiel ging es um ungeklärte Ängste, die sich teilweise in bestimmten Situationen in Paniksymptomen äußerten. Die Rückmeldung der Klientin:
„Ihr Bild macht für mich sehr viel Sinn. Es erinnert mich an meine Zeit als Embryo und meine ganze Geschichte drumrum. Es versucht seine eigenen Bewegungen zu finden – es ist sehr fragil und verletzlich. Ich sehe all die Adaptionsstrategien drum herum und es lehrt mich ganz persönlich das tiefere Lauschen. Der Container für NEUES. Die Explosionen verbunden mit dem Tod meines Vierlings. Die Verästelung in mein eigenes Sein, was sich natürlich auch im Gehirn zeigt."
Beide Praxisbeispiele dienen erst einmal nur dazu, um eine Idee davon zu bekommen, wie die Kunst als Sprache der Intuition funktionieren

kann. Der Sprachausdruck läuft sehr häufig über archaische Symbole und sprachliche Bilder (dazu auch meine eigene Geschichte im Epilog). Er ist – ähnlich wie in Träumen – eher flüchtig und bildhaft und daher oft nicht auf Anhieb mit dem rational-logischen Denken zu fassen. Im Gespräch und Austausch zwischen Klient und Therapeuten oder in Gruppen mit anderen Gruppenteilnehmern bringt das assoziative Einfühlen die im Raum stehenden Themen an die Oberfläche. Wer selbst solche Prozesse miterlebt hat, weiß, dass man sehr genau spürt, wann eine Assoziation der anderen für einen selbst stimmig ist und wann nicht. Dieser erweiterte Blick hilft aus alten Denkschablonen und Mustern heraus und öffnet den Blick für etwas Neues. Für alle die, die ein wenig mehr Struktur in der Reflexion benötigen, anhand der Praxisbeispiele wurden ein paar Ideen zur Ordnung des Reflexionsprozesses aufgezeigt.

7. Ausblick

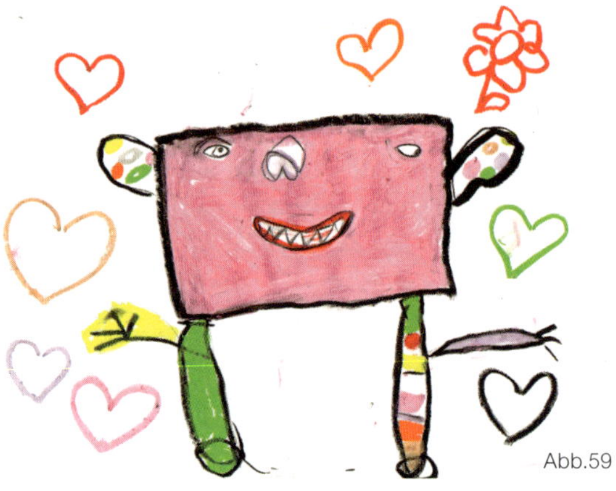

Abb.59

„Da wir Geschöpfe Gottes sind, haben wir teil an Gottes Schöpfungskraft; jedes Mal, wenn wir kreativ sind, feiern wir Gott. Jede Art von Kreativität ist im Prinzip ein Gebet, je kreativer wir sind, desto mehr feiern wir Gott."

Anne Foerst[423]

423 Foerst (2017, S. 53)

Mit der Sprache der Kunst zu arbeiten, ruft Kritiker auf den Plan, die mindestens die Verifizierbarkeit subjektiv-intuitiver Erkenntnisse bezweifeln, wenn nicht gar den Einwand der Unwissenschaftlichkeit ermahnen. Intuitive Erkenntnisse sind vielschichtig und bleiben auf einer rationalen Ebene schwer verständlich. Es besteht beim „Lesen" der Kunstwerke tatsächlich auch die Gefahr des Interpretierens und Manipulierens. Denn was immer eine andere Person assoziativ zu einem Werk auf einer Deutungsebene äußert, bleibt nicht ohne Wirkung für den Empfänger. Allerdings darf konstatiert werden, dass jede Kommunikation unter Menschen „manipulativ" ist, da sie zwangsläufig Auswirkungen auf den anderen hat. Denn Worte wirken!
Im positiven Sinne ist dies für eine Psychotherapie gerade auch gewünscht, denn durch therapeutische Impulse soll der Raum des Klienten geöffnet werden, um Veränderungsprozesse zu bewirken. Daher geht es bei der hier vorgestellten Art der Arbeit um eine klare Haltung. Der Therapeut oder Coach ist kein Experte, sondern Begleiter. Die Kommunikation erfolgt dialogisch. Assoziative Angebote werden als Vorschläge unterbreitet.
Der Kunst als „Sehhilfe" für intuitive Prozesse bzw. als Übersetzungshilfe für intelligente Felder, kommt für solche Veränderungsprozesse eine große Bedeutung zu. Die Kunst kann Widersprüchliches verbinden, Unsagbares zeigen, Nichtsichtbares sichtbar machen und Neues in die Welt bringen.
In meinem Epilog widme ich mich einem ganz persönlichen und traumatischen Ereignis in meiner Jugend, bei dem ich damals noch unbewusst mich über die Kunst auf den Weg der Heilung begab. Mich fasziniert die Kunst als Sprache, die aus der Stille, dem Dazwischen, dem Nichts schöpft. Und so schließe ich mit Kagge:

"Das Lautlose in dir bleibt ein Mysterium. Ich glaube nicht, dass du etwas anderes erwarten solltest. Ich vermute, dass dieses Rätsel bleiben wird, selbst wenn alle wissenschaftlichen Rätsel der Welt gelöst sein sollten. Der Wissenschaft gehen die Zahlen und Worte aus. Die Stille ist niemals alt unter der Sonne, sie ist immer wieder neu. In der Wissenschaft geht es um Beobachtungen über einen bestimmten Zeitraum hinweg, um etwas Nachprüfbares. Die Wissenschaft erklärt das Materielle, das Geschaffene, das wir sehen können. Jenseits der Erkenntnis beginnt die Stille."[424] …

424 Kagge (2018, S. 23)

8. Epilog

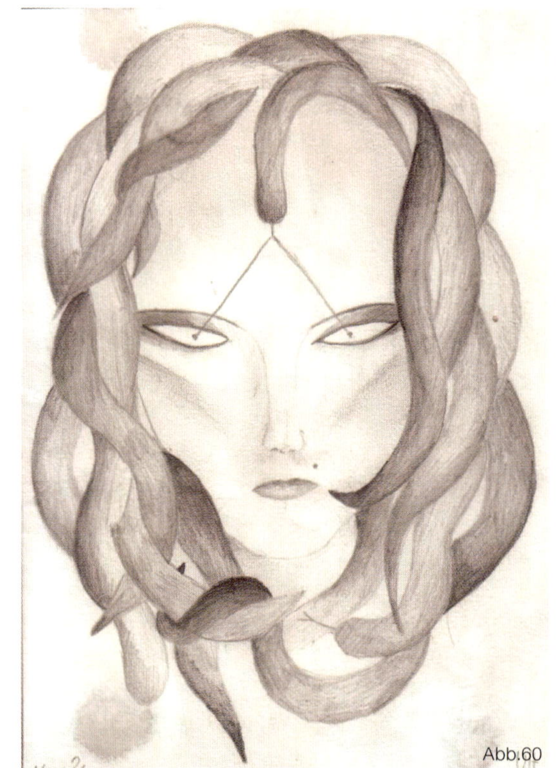

Abb.60

MEDUSA: Ulrike Hinrichs 1981. Das Bild entstand nach meiner Erkrankung „Guillain-Barré Syndrom“

Medusa ist eine der drei Gorgonen – Gespenster mit Schlangenhaaren – aus der griechischen Mythologie. Nach der Sage heißt es, dass jeder der in ihre Augen blickt, augenblicklich in Stein verwandelt wird. Das mit seinen weißen Augenhöhlen maskenhaft wirkende Gesicht der Medusa zieht mich in seinen Bann. Ein Schlangenkörper mit gespaltener Zunge auf der Stirn des Ungeheuers, lenkt die Aufmerksamkeit noch mehr auf die nicht vorhandenen Augen. Die Zungenspitzen des Reptils zeichnen auf den leeren Augenhöhlen die Pupillen nach. Der Blick des Ungeheuers wirkt daher fokussiert, fast laserhaft, als könne er einen mit einem feinen Lichtstrahl durchbohren, töten. Noch heute, Jahrzehnte später, beeindruckt und erschreckt mich das Bild, das ich 1981 zeichnete. Gleichzeitig bin ich fasziniert von der intuitiven Sprache des künstlerischen Ausdrucks.

Im Jahre 1979, mit 14 Jahren, erkrankte ich an einer „aufsteigenden Polyneuropathie mit Hirnnervenbeteiligung" (akute Polyneuroradikulitis (Guillain-Barre Syndrom)), deren genaue Ursache bis heute ungeklärt ist.

Folgen dieser Erkrankung sind entzündete Nervenwurzeln im Rückenmark, durch die die Nervenfasern beschädigt werden können. Dies führt zu Lähmungen der Muskulatur.

Es begann wie aus dem Nichts völlig plötzlich und unerwartet mit einem Kribbeln in den Füßen. Nachdem ich zusammengebrochen war, weil meine Beine mich nicht mehr tragen konnten, ging alles ziemlich schnell. Die Lähmungen breiteten sich über die Beine, den Rumpf und die Arme bis zum Kopf aus. Die Krankheit verwandelte mich in nur wenigen Tagen in einen lebenden Stein, ich war körperlich komplett gelähmt. Ich konnte nicht mehr sprechen, nur noch lallen. Aufgrund von Augenmuskellähmungen habe ich alles um mich herum in Doppelbilder gesehen. Ich konnte nicht mehr selbständig Nahrung zu mir nehmen geschweige denn ausscheiden. Lähmungen der Atem- und Schluckmuskulatur sind lebensbedrohlich. Ich stand kurz vor einer künstlichen Beatmung und war in einem Zustand der kommunikativen Ausgeschlossenheit. Ich konnte mich meiner Umwelt nicht mehr mitteilen und war mit meinen Gedanken und der Lebensbedrohung völlig auf mich gestellt. Ich war emotional komplett isoliert. Durch die vollständige Taubheit konnte ich auch Berührungen nicht mehr wahrnehmen. Zudem drohten die inneren Organe zu versagen. Ich konnte nur durch intensivmedizinische Behandlung am Leben erhalten werden. Heute weiß ich, dass ich dem Tod schon in die Augen geschaut hatte. Die akute Erkrankung dauerte über sechs Wochen an. Die anschließende Rekonvaleszenzphase war sehr langwierig und von heftigen Schmerzen begleitet. Durch die zerstörte Muskulatur musste ich wieder „gehen lernen", saß lange im Rollstuhl. Es war zunächst völlig unklar, ob ich überhaupt wieder vollständig genesen würde.

Diese physischen und psychischen Beeinträchtigungen führen zu einem Deprivationszustand mit extremem Leidensdruck, der ausgeprägte Unsicherheit und große Angst erzeugen könne. Im Rahmen dieser emotionalen Extremsituation könne es zu Halluzinationen, sowie paranoiden und oneiroiden (traumähnlichen) Psychosen kommen, so der Mediziner Prof. Dr. Weiß.[425]
Eine psychologische Betreuung gab es damals nicht, stattdessen hatte man mich mit hoch dosiertem Valium versorgt. Allerdings waren die Krankenhäuser seinerzeit noch in staatlicher Hand, so dass jenseits des heute vorherrschenden wirtschaftlichen Drucks ausreichend Personal vorhanden war, das sich intensiv um mich kümmerte. In der Hochphase der Erkrankung saß 24 Stunden eine Betreuung neben meinem Bett. Die Fürsorge im Krankenhaus, die in meinem Elternhaus gefehlt hatte, habe ich damals sehr genossen, nachdem die lebensbedrohliche Phase überwunden war. Ich wollte das Krankenhaus gar nicht wieder verlassen.
Über die Kunst, der ich schon in jungen Jahren sehr zugeneigt war, habe ich nach meiner Genesung intuitiv versucht, das erlebte Grauen zu verarbeiten.

Abbildung 61 zeigt mein Selbstportrait aus dieser Zeit, das für sich spricht.

425 (Weiß 2002)

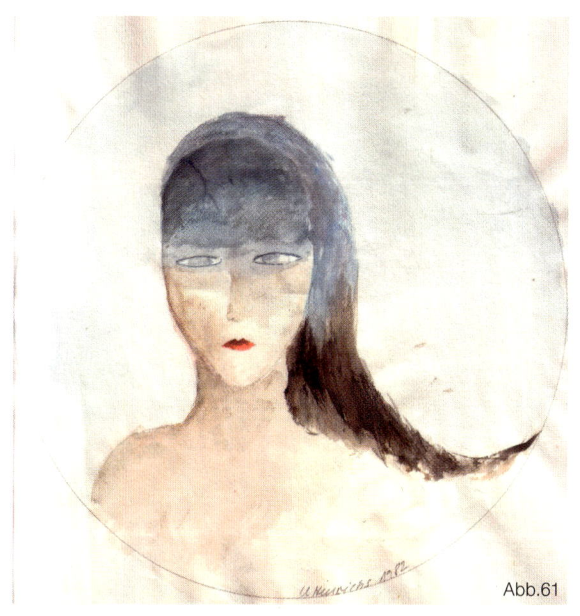

Ulrike Hinrichs, Selbstportrait, 1982

Die Zusammenhänge zwischen Neuropsychologie, Nervensystem und Immunsystem bei entsprechenden Krankheitsbildern sind in den letzten Jahrzehnten Gegenstand der Forschung geworden. Dennoch gibt es wenige Untersuchungen zu diesem relativ seltenen Krankheitsbild.
Das Nervensystem ist ein hoch komplexes System, das unseren gesamten Körper umfasst. Es reagiert sensibel auf die Interaktion mit unserem sozialen Umfeld.[426] Das Nervensystem lässt sich auf verschiedene Weise unterteilen: zum einen nach seiner Verortung im Körper in das zentrale Nervensystem (Gehirn, Rückenmark, (ZNS)) und das periphere Nervensystem ((PNS) Hirn- und Spiralnerven), zum anderen nach seiner Funktion in das somatische Nervensystem (bewusster, willentlicher Zugriff) und das autonome (vegetative) Nervensystem (unbewusst agierend).

426 Porges (2018)

Das autonome Nervensystem (ANS) kontrolliert die lebenswichtigen Grundfunktionen im Inneren des Körpers. Es reguliert alle autark ablaufenden Funktionen wie Herzschlag, Verdauung und Atmung. Sämtliche Informationen werden vom Gehirn über das Rückenmark zu den Organen und vice versa weitergegeben. Das ANS besteht aus dem sympathischen (SNS) und parasympathischen Nervensystem (PNS).
Das periphere Nervensystem (PNS) regelt den Zugang zur Peripherie unseres Körpers und damit den Kontakt zur Außenwelt. Aus dem Schädel und dem Rückenmark treten Hirnnerven und Spinalnerven aus, die wie ein Netz durch den gesamten Körper zu den Sinnesorganen, Extremitäten und auch unter der Haut verlaufen. Das periphere Nervensystem besteht aus einem somatischen Teil, der die „Schaltzentrale" Gehirn mit sensorischen Informationen versorgt, und einem autonomen Teil (ANS). Das gesamte Nervensystem überprüft permanent die Gefahren der Umgebung, schätzt diese ohne unser bewusstes Zutun als sicher, gefährlich oder lebensbedrohlich ein und verhält sich dazu mit entsprechenden neurobiologischen Reaktionen. Der Vagus, der größte Nerv des autonomen und der wichtigste des peripheren Nervensystems, übermittelt Informationen über den Zustand der peripheren Organe.

Nach der polyvagalen Theorie von Porges findet dabei nicht nur eine wechselwirkende Kommunikation zwischen Gehirn und Körper statt, sondern auch zwischen den Nervensystemen verschiedener Menschen im sozialen Umfeld.[427] Porges unterscheidet drei hierarchisch organisierte Subsysteme des autonomen Nervensystems. Der parasympathische Teil des Vagusnervs regelt das System des sozialen Engagements. Er bietet ein schnelles Eingehen auf unsere Umgebung und Beziehungen. In sicheren Kontexten hilft dieser Teil des Nervensystems uns, dass wir uns auf die Umgebung einlassen und Bindungen und soziale Beziehungen eingehen. Bei hoher Stressbelastung schaltet das ANS je nach Situation und Individuum auf die archaischen Grundmechanismen: Flucht oder Angriff (Sympathikus); der parasympathische Zweig des Vagus, unser ältestes System, reagiert auf Lebensgefahr und führt zur Erstarrung (Immobilisierung, „Totstellen").

427 Porges (2018)

Porges konstatiert, dass durch „Neurozeption" (adaptiver Mechanismusder Anpassung auf die Umgebung) die Defensivsysteme (Flucht, Angriff, Erstarrung) in sicher erlebter Umgebung abgeschaltet oder in (lebens-) bedrohlichen Situationen eingeschaltet werden.[428] Gerade in der frühkindlichen Entwicklung ist dieser Mechanismus von großer Bedeutung. Ein Kind ist zunächst als Neugeborenes in völliger dann mit zunehmendem Alter in langsam abnehmender Abhängigkeit zu seinen engen Bezugspersonen. Findet ein Kind keine Zeichen von Sicherheit (z.B. wegen Vernachlässigung oder Gewalt) kann bei ihm ein Gefühl permanenter Gefahr mit entsprechender Aktivierung der Defensivsysteme entstehen.

Ohne vertiefend auf meine damalige Situation eingehen zu wollen, war ich vor der Erkrankung tatsächlich über einen sehr langen Zeitraum in einer psychischen Ausnahmesituation gewesen, die von meiner Umgebung nicht gesehen oder ignoriert wurde. Die einzige Überlebensstrategie meines weisen Körpers bestand darin, das gesamte System herunterzufahren. Das periphere Nervensystem mit seinen „Fühlern" zur Außenwelt, um es metaphorisch auszudrücken, hat sich als Reaktion auf die bedrohliche Situation langsam und von den Extremitäten beginnen, über den Rumpf, die Sinnesorgane und nach innen zu den Organen verlaufend abgeschaltet und auf seinen wesentlichen Kern zurückgezogen.

Wenn ich heute auf meine Kunstwerke schaue, dann ziehen mich bei beiden Köpfen die Augen magisch an, hinter denen sich jenseits der maskenhaft wirkenden Gesichter eine sehr viel tiefere Ebene zu verbergen scheint. Das ist für mich auch deshalb beeindruckend, da ich (anders als heute) seinerzeit weder zur Mythologie noch zu spirituellen Themen einen Zugang hatte. Die Symbolik der Bilder spricht für sich, zum einen Medusa, die jeden in Stein verwandelt, der ihr in die Augen schaut. Gleichzeitig steht Medusa in der Mythologie, was weniger bekannt ist, auch für eine helle schützende Seite. Sie ist die Göttin der Masken, des wilden Blickes und des „weisen Blutes". Als Schlangengöttin verkörpert Medusa weibliches intuitives Wissen. Die Schlangen, die ihrem Kopf entspringen, symbolisieren Weisheit und Erkenntnis. Auch als Mondgöttin wurde Medusa verehrt.[429]

428 Porges (2018)
429 Croissier (2017)

Ebenso hat das Selbstportrait (Abb. 61) eine tiefe Deutungsebene. Es symbolisiert für mich persönlich zum einen das „Auftauen" aus dem versteinerten Zustand. Gleichzeitig zeigt es in seinem künstlerischen Ausdruck und Aufbau archaische, archetypische Elemente, wie etwa die Fibonacci-Spirale, die sich in der Natur in unzähligen Ausformungen spiegelt (vom Universum über das menschliche Innenohr bis zum Schneckenhaus). Auch das „Ying und Yang" Zeichen der chinesischen Philosophie verbirgt sich im Werk. Das Symbol steht für einander polar entgegengesetzte aber aufeinander bezogene Kräfte. Yang beschreibt das aktive, Impulse gebende, männliche Prinzip. Yin verkörpert die passive, nach innen gerichtete weibliche Energie. Die männlichen und weiblichen Urkräfte können auch als symbolische Platzhalter für das sympathische und parasympathische Nervensystem stehen. Das sympathische Nervensystem spiegelt das aktive männliche Prinzip, während der Parasympathikus das passive weibliche Prinzip wiedergibt.

Der krankheitsbedingte Zustand erinnert insofern auch an den eines Samadhi (Buddhismus, Hinduismus). „Samadhi – das ist, wenn mein Körper unbeweglich ist, wie Stein, wie etwas Totes, doch ich lebe. Ein versteinert-unbeweglicher Körper, der trotzdem lebt", so der Gelehrte Svamin Daram-Radje Bharti. Gleichzeitig lebe der Geist außerkörperlich weiter.[430]

Ich bewundere auch den uns allen immanenten „inneren Heiler", jener Instanz, die auch in sehr schwierigen Situationen unsere Selbstheilungskräfte mobilisieren kann, wenn wir ihr genug Aufmerksamkeit schenken (siehe Kapitel 4). Durch den künstlerischen Ausdruck und der darin enthaltenen intuitiven (universellen) Symbolsprache nehmen wir intuitiv Kontakt zu unserem inneren Heiler auf. Die Sprache der Kunst ist vielschichtig und komplex. Sie zeigt der fühlenden intuitiven Seite in uns einen Weg auf, den wir vertrauensvoll gehen können. Mir hat der künstlerische Ausdruck bei der Verarbeitung geholfen und heute nutze ich ihn in meiner Arbeit mit Menschen in Krisensituationen.

Ulrike Hinrichs 2019

430 Muldashv (2017, S. 96)

9. Literatur

Amaque, Tom (2015). Narratives Bewusstsein: Lebenskunst nach der Postmoderne. Sencelles/Spanien: Phänomen Verlag.

Ameln-Haffke (2015). Emotionsbasierte Kunsttherapie. Göttingen: Hogrefe Verlag.

Antonovsky, Anton (1979). Health, stress and coping.New perspectives on mental and physical wellbeing.San Francisco: Jossey-Bass.

Antonovsky, Anton (1997). Salutogenese. Zur Entmystifizierung der Gesundheit. Deutsche erweiterte Herausgabe von Alexa Franke. Tübingen Dgvt.

Arnheim, Rudolf (2000). Kunst und Sehen. Eine Psychologie des schöpferischen Auges, Broschiert. Berlin: De Gruyter.

Assmann, Jan (2005). Das kulturelle Gedächtnis. Schrift, Erinnerung und politische Identität in frühen Hochkulturen. München: Beck´sche Reihe.

Assagioli, Roberto. (1992): Psychosynthese und transpersonale Entwicklung. Paderborn: Junfermann Verlag.

Baatz, Ursula (2016). Achtsamkeit und die Ökonomisierung der Spiritualität. TattvaViveka, Zeitschrift für Wissenschaft, Philosophie und spirituelle Kultur. Ausgabe 66, 2016, S.27 ff.

Bähr, Andreas (2013). Furcht und Furchtlosigkeit: Göttliche Gewalt und Selbstkonstitution im 17. Jahrhundert. Göttingen: V&R Unipress.

Baer, Udo (2014). Gefühlssterne, Angstfresser, Verwandlungsbilder. Kunst- und gestaltungs- therapeutische Methoden und Modelle. Neukichen-Vluyn: Semnos.

Bauer, Joachim (2006). Warum ich fühle, was du fühlst. Intuitive Kommunikation und das Geheimnis der Spiegelneurone. München: Heyne Verlag.

Beck, Matthias (2016). Der Mensch als Wesen des Geistes. Genetik, Epigenetik und die Individualität jeder Krankheit TattvaViveka, Zeitschrift für Wissenschaft, Philosophie und spirituelle Kultur.Ausgabe 66, 2016, S. 16 ff.

Beck, Don; Cowan, Christopher C. (1996). Spiral Dynamics. Oxford (UK): Blackwell Publishing.

Becker, Jan (2016). Das Geheimnis der Intuition. Man spürt, was man nicht wissen kann. München/Berlin: Piper.

BeckerJan (2011). Ich kenne dein Geheimnis, Enthüllungen eines Wundermachers. Verlag Pendo.

Bergson, Henri (1991). Materie und Gedächtnis. Eine Abhandlung über die Beziehung zwischen Körper und Geist. Hamburg: Meiner.

Billmann-Mahecha, Elfriede (2010). Auswertung von Zeichnungen. In: Mey, Günther; Mruck, Katja. Handbuch qualitative Forschung in der Psychologie. Heidelberg: Springer.

Blackmore, Susan (2000). Die Macht der Meme oder Die Evolution von Kultur und Geist. Heidelberg: Spektrum Verlag.

Blickhan, Daniela (2015). Positive Psychologie. Ein Handbuch für die Praxis. Paderborn: Jungfermann Verlag.

Bode, Sabine (2007). German Angst. Stuttgart: Klett-Kotta.

Böckle, Roland (2014). Ist das Bewusstsein eine Funktion des Gehirns? TattvaViveka,Zeitschrift für Wissenschaft, Philosophie und spirituelle Kultur. Ausgabe 61, 2014, S. 25 ff.

Bohm, David; Capra, Friedjof; Ferguson, Marilyn; Pribra,, Karl H.; Wilber, Ken, (1986). Das holografische Weltbild. Berlin: Scherz.

Bollinger, Ruth Herzka (2008). Jenseits sprachlicher Grenzen. Verarbeitung von Migrationserfahrung mit inneren und äußeren Bildern. Kunsttherapie mit kriegstraumatisierten Migranten. Berlin: Medizinische Wissenschaftliche Verlagsgesellschaft.

Braden, Gregg (2007). Im Einklang mit der göttlichen Matrix: Wie wir mit Allem verbunden sind. München: KOHA-Verlag.

Braden, Gregg (2014). Resilienz in Zeiten extremer Veränderung. München: KOHA-Verlag.

John Bradshaw (2006). Wenn Scham krank macht: Verstehen und überwinden von Schamgefühlen. München: KnaurMensSana.

Brandstätter, Ursula (2013). Erkenntnis durch Kunst. Theorie und Praxis der ästhetischen Transformation. Köln: BöhlauVerlag.

Brehmer, Christian (2017).Die Evolution des Bewusstseins. Ausweg aus derKriese, 2. Teil. TattvaViveka, Zeitschrift für Wissenschaft, Philosophie und spirituelle Kultur.Ausgabe 70, 2017, S. 90 ff.

Brem-Gräser, Luitgard (2011). Familie in Tieren. München: Reinhardt Verlag.

Brodis, Richard (2004). Virus of the Mind: The New Science of the Meme. New York (USA): Integral Press.

Buber, Martin (1999). Das dialogische Prinzip: Ich und Du. Zwiesprache. Die Frage an den Einzelnen. Elemente des Zwischenmenschlichen. Zur Geschichte des dialogischen Prinzips. Gütersloh: Gütersloher Verlagshaus.

Cameron, Julia (2009). Der Weg des Künstlers. Ein spiritueller Pfad zur Aktivierung unserer Kreativität. München: Verlagsgruppe DroemerKnaur.

Cameron, Julia (2010). Der Intensivkurs zum Weg des Künstlers. München: MensSana.

Carter, Rita (2009). Das Gehirn. Anatomie, Sinneswahrnehmung, Gedächtnis, Bewusstsein, Störung. UK London: DorlingKindersley Verlag.

Cassou, Michele (2015). Point Zero – entfesselte Kreativität. Bielefeld: Aurum Kamhausen Mediengruppe GmbH.

Chopra, Deepak; Tanzi, Rudolph E. (2014).Superbrain. Angewandte Neurowissenschaften gegen Alzheimer, Depression, Übergewicht und Angst. München: Nymphenburger.

Church, Dawson, (2013). Die neue Medizin des Bewusstseins: Wie Sie mit Gedanken und Gefühlen Ihre Gene positiv beeinflussen können. Kirchzarten VAK Verlag.

Cosentino, Maya (2016).Beziehung ist alles. Gesundheit als sozialer Prozess. Evolve, Magazin für Bewusstsein und Kultur. 11, 2016, S. 22 ff.

Costa, Rebecca (2012).Kollaps oder Evolution? Wie wir den Untergang unserer Welt verhindern können. Weinheim: Wiley-VCH.

Croissier, Getrude R. (2006), Psychotherapie im Raum der Göttin. Weibliches Bewusstsein und Heilung. Schalksmühle: fabricalibri

Csikszentmihályi, Mihaly Flow: Das Geheimnis des Glücks, Stuttgart: Klett-Cotta

Daimler, Renate; Sparrer, Insa; Varga von Kibed, Matthias (2007) Das unsichtbare Netz: Erfolg im Beruf durch systemisches Wissen. München: Kösel.

Dahlke, Ruediger (2010a). Das Schatten-Prinzip. Die Aussöhnung mit unserer verborgenen Seite. München: Arkana.

Dahlke, Ruediger (2010b). Arbeitsbuch zur Mandala-Therapie. Darmstadt: Schirmer Verlag.

Dahlke, Ruediger (2011). Die Kraft der vier Elemente. Erde, Feuer, Wasser, Luft. Amerang: Crotona.

Dahlke, Ruediger (2012), Mandalas der Welt, Goldmann Verlag.

Dawlabain, Said Elias (2014). Evolve, Magazin für Bewusstsein und Kultur. 01, 2014, S. 52 f.

Debold, Elizabeth (2017). Algorithmen, Eros und Agape. Liebe in Zeiten der Technik. Evolve, Magazin für Bewusstsein und Kultur. 15, 2017, S.54 ff.

Decker-Voigt, Hans-Helmut (2016). „… das berührt mich tief" – Musiktherapie und Basale Stimulation/Basale Bildung. Wiesbaden: Reichert Verlag.

Dirlmeier, Franz (1957). Aristoteles. Nikomachische Ethik. Frankfurt: Fischer.

DiSalvo, David (2016). Brain Changer. Denken Sie Ihr Leben neu. Berlin Heidelberg: Springer Spektrum.

Dispenza, Joe (2017). Ein neues Ich. Burgrain: Koha.

Dossey, Larry (2013). Heilende Worte. Die Kraft der Gebete als Schlüssel zur Heilung.Amerang: Crotona.

Eberhart, Herbert; Knill, Paolo J. (2010). Lösungskunst: Lehrbuch der kunst- und ressourcen-orientierten Arbeit. Göttingen: Vandenhoeck&Ruprecht.

Engert, Ronald; Sigg, Gabriele (2017). Die Versöhnung von Natur- und Geisteswissenschaft. Erkenntnistheoretische Implikationen aus den Forschungen der Quantenphysik. TattvaViveka, Zeitschrift für Wissenschaft, Philosophie und spirituelle Kultur.Ausgabe 70, 2017, S. 38 ff.

Foerst, Anne (2017). Gott und die Roboter. Über die Annahme der Anderen. Evolve, MagazinfürBewusstsein und Kultur. Nr.15, 2017, S. 52ff.

Forman, M. (2010).A Guide to Integral Psychotherapy: Complexity, Integration and Spirituality in Practice.Albany, New York: SunyPress.

Fuchs, Thomas (2008). Geleitwort. In: Scheuerle, Hans Jürgen. Das Gehirn ist nicht einsam. Resonanzen zwischen Gehrin, Leib und Umwelt. Stuttgart: Kohlhammer.

Franchk, Pierre (2009). Das Gesetz der Resonanz. München: Koha.

Franz, Marie-Luise von (1979).Beruf und Berufung. In: Eschbach, Ursula. Die Behandlung in der analytischen Psychologie. 1. Halbband, Felbach-Öffningen: Verlag.

Franz, Marie-Luise von; Henderson, Joseph L.; Jacobi, Jolande; Jaffé, Aniela (2012). C.G. Jung. Der Mensch und seine Symbole. Ostfildern: Patmos.

Gaiis, Simone (2015). Kunstpädagogik und Kunsttherapie: Entwicklungsförderung zwischen Kindheit und Jugend anhand sinnlicher Wahrnehmung und ästhetisch-bildnerischer Erfahrung) . München: Herbert Utz Verlag.

Galuska, Joachim (2016). Weg des Bewusstseins, Weg des Lebens. Evolve, Magazin für Bewusstsein und Kultur. 11, 2016, S. 38 ff.

Gamma, Anna (2017). Das Fremde Umarmen Heilung als Berührung. Evolve, Magazin für Bewusstsein und Kultur. 16, 2017, S. 48 ff.

Green, Brian (2005). Das elegante Universum. Superstrings, verborgene Dimensionen und die Suche nach der Weltformel.München:Goldmann Verlag.

Gindel, Barbara (2001). Anklang finden – emotionale Resonanz. In: Storz, Dorothee; Oberegelsbacher, Dorothea.Wiener Beiträge zur Musiktherapie, Band 3, Theorie und klinische Praxisals psychotherapeutisches Grundprinzip. Wien: Edition Praesens.

Hall, James (2016). Das gemalte Ich. Die Geschichte des Selbstportraits. Darmstadt: Wissenschaftliche Buchgesellschaft, Philipp von Zabern.

Hanh, ThichNhat (2013). achtsam sprechen, achtsam zuhören. Die Kunst der bewussten Kommunikation. München: O.W. Barth.

Hamp, Vinzenz; Stenzel, Meinrad; Kürzinger, Josef; Hundertwasser, Friedensreich (1995). Bibelausgaben, Die Bibel, Hundertwasser-Bibel. München: Pattloch.

Harari, Yuval Noha (2017). Homo Deus. Eine Geschichte von Morgen. München: C.H. Beck.

Hartman, Hein (1975). Ich-Psychologie und Anpassungsprobleme. Stuttgart: Klett-Kotta.

Hein, Hans (2015a). Die Fallen fallen. Berlin: Epubli.

Hein, Hans (2015b). Das Feld gewinnt. Mülheim Baden: Auditorium-NetzwerkVerlag für audiovisuelle Medien.

Heinrichs, Johanns (2015). Einstein der Bewusstseinsforschung? Fragen an den integralen Denkansatz Ken Wilbers aus philosophischer Sicht, Teil 3. TattvaViveka, Zeitschrift für Wissenschaft, Philosophie und spirituelle Kultur. Ausgabe 64, August 2015, S. 66 ff.

Heller, Birgit (2016). Spiritual Care: Die Wiederentdeckung des ganzen Menschen. TattvaViveka, Zeitschrift für Wissenschaft, Philosophie und spirituelle Kultur. Ausgabe 66, 2016, S. 27 ff.

Helzele, NkoleWolrgang (2917). Den Menschen Bewahren. Ein Interview mit dem Künstler Wolf NkoleHelzle. Evolve, Magazin für Bewusstsein und Kultur. 15, 2017, S.81.

Hönl, Hans (2015). Wie wirklich ist die materielle Welt?Vom Illusorischen des Materiellen zu den Quantensprüngen der Evolution. Bielefeld: Tao.De in J. Kamphausen.

Hogan, Craig (1999). The Little Book of the Big Bang.A Cosmic Primer. Göttingen: Copernicus.

Hesse, Herman (1974). Demian: Die Geschichte von Emil Sinclairs Jugend. Frankfurt a.M.: Suhrkkamp.

Hueber, Simone Leona (2017). Das Große Nichts. TattvaViveka, Zeitschrift für Wissenschaft, Philosophie und spirituelle Kultur. Ausgabe 72, 2017, S. 64 ff.

Hüther, Gerald (2005). Die Macht der inneren Bilder. Wie Visionen das Gehirn, den Menschen und die Welt verändern. Göttingen: Vandenhoeck& Ruprecht.

Hüther, Gerald (2011). Was wir sind und was wir sein könnten. Frankfurt a.M.: S. Fischer.

Hüther, Gerald; Quarch, Christoph (2016). Rettet das Spiel! Weil Leben mehr als funktionieren ist. München: Carl Hanser Verlag.

Hundt, Ulrike (2007).Spirituelle Wirkprinzipien in der Psychotherapie. Eine qualitative Studie zur Arbeitsweise ganzheitlich arbeitender Psychotherapeuten. Psychologie des Bewusstseins (Disertation). Abteilung A. Texte Bd. 3. Berlin Lit Verlag.

Isert, Bernd; Rentel, Klaus (2000). Wurzeln der Zukunft. Lebensweg-Arbeit, Aufstellung und systemische Veränderung. Paderborn: Jungfermann Verlag.

Jahn, Hannes (2013). Arts in Social Transformation. In:Sinapius, Peter. Wie ist es, eine Farbe zu sein? Über Kunst und Liebe, das Schweigen und die Gegenwart. Berlin: Franke&Timme.

Jahn, Hannes (2015). Künstlerische Dezentrierung – Coaching als kunstanaloges Verfahren. In: Jahn, Hannes, Sinapius, Peter. Transformation. Berlin, Hamburg: HPB University Press.

Jahn, Hannes, Sinapius, Peter (2015). In: In: Jahn, Hannes, Sinapius, Peter. Transformation. Berlin, Hamburg: HPB University Press.

Jaffe, Aniela (1987). Aus C.G. Jungs letzten Jahren. Einsiedeln Schweiz: Daimon Verlag.

Johnson, Jeremey D. (2017). Interview von Elizabeth Debold. Leben Im Anthropzän. Evolve, Magazin für Bewusstsein und Kultur. 15, 2017, S. 59 ff.

Jung, C.G. (2001). Archetypen. München: Deutscher Taschenbuchverlag.
Kagge, Erling (2018). Stille. Berlin: Insel Verlag.

Kaku, Michio (2013). Die Physik der unsichtbaren Dimensionen. Hamburg: Rowohlt Taschenbuch Verlag.

Koch, Christof (2013). Bewusstsein: Bekenntnisse eines Hirnforschers. Berlin/Heidelberg: Springer-Verlag.

Koch, Karl (1957). Der Baumtest. Die Baumzeichnung als psychodiagnostisches Hilfsmittel. Bern: Huber.

Kohls, Niko (2017). Spiritualität und außergewöhnliche Erfahrungen im Kontext der akademischen Psychologie. In: Hofmann, Liane; Heise, Patrizia (Hrsg.). Spiritualität und spirituelle Krisen. Handbuch zu Theorie, Forschung und Praxis. Freiburg: Schattauer.

Kozyrev, Fyodor (2015). Universelle Spiritualität und die Krise der Wissenschaft. TattvaViveka, Zeitschrift für Wissenschaft, Philosophie und spirituelle Kultur. Ausgabe 65, 2015, S. 28 ff.

Krall, Stephan (2017). Quantenphysik, Protyposis und Geist. TattvaViveka, Zeitschrift für Wissenschaft, Philosophie und spirituelle Kultur. Ausgabe 70, 2017, S. 28 ff.

Krall, Stephan (2015). Zwischen Biologie, Philosophie und Parapsychologie. Hans Diesch, der Vitalist. TattvaViveka, Zeitschrift für Wissenschaft, Philosophie und spirituelle Kultur. Ausgabe 65, 2015, S. 18 ff.

Küstenmacher, Marion; Haberer, Tilmann, Küstenmacher, Werner Tiki (2015). Gott 9.0. Wohin unsere Gesellschaft spirituell wachsen wird. Gütersloh: Gütersloher Verlagshaus.

Lackoff, George; Johnson, Mark (1998). Leben in Metaphern. Konstruktion und Gebrauch sprachlicher Bilder. Heidelberg: Carl-Auer Verlag.

Laszlo, Ervin (2007). Zu Hause im Universum. Die neue Vision der Wirklichkeit. Berlin: Allegria.

Lathan, Philippe (2006). Das „Bauchgefühl“ der Topmanager. Zeitschrift Wissensmanagement. 2006, S. 40 ff.

Leutkart, Christine; Wieland, Elke;Wirtensohn-Baader,Irmgard(2003). Kunsttherapie – aus der Praxis für die Praxis: Materialien – Methoden – Übungsverläufe. Dortmund: vml Verlag.

Levine, Peter A. (2010). Sprache ohne Worte. Wie unser Körper Trauma verarbeitet und uns in die innere Balance zurückführt. München: Kösel.

Lindemann, Gesa (2014). Weltzugänge – Die mehrdimensionale Ordnung des Sozialen. Weilerswist-Metternich: Vellbrück Wissenschaft.

Lipton, H. Bruce (2009). Intelligente Zellen: Wie Erfahrungen unsere Gene steuern. Burgrain: Koha Verlag.

Ludwigervon, Illobrand (2013). Unsterblich in der 6-Dimensionlaen Welt: Das neue Weltbild des Physikers Burkhard Heim. München: Komplet-Media.

Ludwigervon,Illobrand(2010). Burkhard Heim – Das Leben eines vergessenen Genies. München: Scorpio.

Lumma, Klaus; Michels; Brigitte; Lumma, Dagmar (2009). Quellen der Gestaltungskraft. Hamburg VerlagWindmühle.

Lynchy, Aaron (2008). Thought Contagion: How Belief Spreads Through Society: The New Science Of Memes. Basic Books. New York (USA)

Mann, Frido und Christine (2017). Es werde Licht. Die Einheit von Geist und Materie in der Quantenphysik. Frankfurt a.M.: S. Fischer.

Maslow, Abraham (1977). Die Psychologie der Wissenschaft. München: Goldmann.

Melcher-Schönach (2012). InSzene Kunsttherapie. In: Spreti, von, Flora; Martius, Phillip; Förstl, Hans (Hrsg.). Kunsttherapie bei psychischen Störungen. Urban & Fischer.

Menke, Chrisoph (2013). Die Kraft der Kunst. Berlin: Suhrkamp Taschenbuch Wissenschaft.

Menzen, Karl-Heinz (2017). Heil-Kunst. Entwicklungsgeschichte der Kunsttherapie. Freiburg/München: Verlag Karl Alber

Merker, Werner (2015a). Vom mechanistischen zum organischen Denken. Wege zur Erkenntnis des Lebendigen. Münster: Monsenstein&Vannerdat.

Merker, Werner (2015b). Lebendiges – Wahrnehmung und Wissenschaft. TattvaViveka, Zeitschrift für Wissenschaft, Philosophie und spirituelle Kultur. Ausgabe 65, 2015, S. 18 ff.

Michel, Katarina; Michel, Peter (2016). Das universelle Heilungsfeld. Die neue Dimension des Heilens. Grafing: Aquamarin Verlag.

Mohl, Alexa (2010). Der Zauberlehrling. Das NLP Lern- und Übungsbuch. Paderborn: Jungefermann.

Muldashev, Ernst (2017). Das dritte Auge und der Ursprung der Menschheit. Hanau: Amra.

Neukirchen, Ira (1995). Malen ist eine religiöse Tätigkeit. Deutsches Ärzteblatt 92, Heft 19, 12. Mai 1995.

Patten, Terry (2014). Brauchen wir einen neuen Aktivismus? Evolve, Magazin für Bewusstsein und Kultur. 01, 2014, S. 28 f.

Paz, Octavio (1983).Der Bogen und die Leier. Frankfurt am Main. Suhrkamp.

Petersen, Peter (1990). In: Petersen, Peter (Hrsg.). Ansätze kunsttherapeutischer Forschung. Berlin, Heidelberg: Springer Verlag.

Picard, Winfried (2014). Schamanismus und Psychotherapie. Kräfte der Heilung. Ahlerstedt: Param Verlag.

Polster, Erving, Polster, Miriam (2001). Gestalttherapie: Theorie und Praxis der integrativen Gestalttherapie. Wuppertal: Peter Hammer Verlag.

Porges, Stephen W. (2018). Die Polyvagal-Theorie und die Suche nach Sicherheit. Lichtenau:

Ratcliffe, Eric (1977). The old masters art collage: an art therapy technique for heuristic self-discovery. In: Art Psychotherapy, Vol. 4, 29-32. G.P. Probst Verlag.

Rico, Gabriele L. (2004). Garantiert schreiben lernen: Sprachliche Kreativität methodisch entwickeln – ein Intensivkurs auf der Grundlage der modernen Gehirnforschung. Reinbeck: Rowohlt Taschenbuch Verlag.

Reddemann, Luise (2001). Imagination als heilsame Kraft. Ressourcen und Mitgefühl in der Behandlung von Traumafolgen. Stuttgart: Klett-Cotta.

Reinke, Johannes (1922). Grundlagen einer Biodynamik.Abhandlungen zur theoretischen Biologie, Band 16. Berlin: Borntraeger.

Richter, Hans-Günther (2011). Pädagogische Kunsttherapie (Schriftenreihe Erziehung – Unterricht – Bildung), Hamburg: Verlag Dr. Kovac.

Roberts, Alice (2011). Anatomie und Physiologie. München: Dorling-Kindersley Verlag.

Robertson, Brian (2016). Holacracy. Ein revolutionäres Management-System für eine volatile Welt. München: Vahlen.

Ronnberg, Ami (2017). Archive for Research in ArchetypalSymbolism ARAS. Das Buch der Symbole. Betrachtungen zu archetypischen Bildern. Köln: Taschen.

Rorschach, Hermann (1921).Psychodiagnostik. Methodik und Ergebnisse eines wahrnehmungsdiagnostischen Experiments.Deutenlassen von Zufallsformen. Bern: E. Bircher.

Rosa, Hartmut (2016). Resonanz.Berlin: Suhrkamp Verlag.

Rossmann, Nadja (2014). Die Evolution der Ökonomie. Ein systemischer Blick auf Wirtschaft, Mensch und Erde. Evolve, Magazin für Bewusstsein und Kultur. 01, 2014, S. 56 f.

Rossmann, Nadja (2016). Existenzielle Poesie. Evolve, Magazin für Bewusstsein und Kultur. 11, 2016, S. 38 ff.

Rossmann, Nadja (2017). Wachstumsschmerzen. Leiden als kultureller Weckruf. Evolve, Magazin für Bewusstsein und Kultur. 16, 2017, S. 408 ff.

Ruland, Jeanne (2004), Krafttiere begleiten dein Leben, Kartenset. Schirner Verlag.

Rumpel, Krista Martina (2016). Die Kraft des Weiblichen. Der Schlüssel für Frau und Mann in eine lebensbejahende Welt. Murnau: Mankau Verlag.

Rhyne, Jannie (2010) Gestalt- Kunsttherapie, in: Rubin, Judith Aron (Hrsg.) Richtungen und Ansätze der Kunsttherapie: Theorie und Praxis, Karlsruhe: Gerardi.

Sanders, A. Pete (2013). Das Handbuch übersinnlicher Wahrnehmung. Oberstorf: Windpferd.

Satir, Virginia(1973). Familienbehandlung: Kommunikation und Beziehung in Theorie, Erleben und Therapie. Freiburg im Breisgau: Lambertus.

Scagnetti-Feurer, Tanja (2009). Himmel und Erde verbinden: Integration spiritueller Erfahrungen (Dissertation). Würzburg: Königshausen & Neumann.

Scharmer, Otto C. (2009). Theorie U: Von der Zukunft her führen. Presencing als soziale Technik. Heidelberg: Carl-Auer

Scharmer, Otto C. (2014). Jede Krise beginnt im Kopf. Wie wir die ökologische, soziale und spirituelle Trennung überwinden können. Evolve, Magazin für Bewusstsein und Kultur. 01, 2014, S. 28 f.

Schmeer, Giesela (2007). Das Ich im Bild. Ein psychyodynamischer Ansatz in der Kunsttherapie. Stuttgart: Klett-Cotta

Schneider, Birgit (2009). Narrative Kunsttherapie. Identitätsarbeit durch Bild-Geschichten. Bielefeld: Transcript Verlag.

Sorgenicht, Alexandra (2018). Den eigenen Weg gehen. Intuition als Verbindung zur Seele. Evolve, Magazin für Bewusstsein und Kultur. 01, 2014, S. 82ff.

Schuster, Martin (2003).Kunsttherapie: Die heilende Kraft des Gestaltens. Köln: DuMont Buchverlag.

Schuster, Martin (2014). Kunsttherapie in der psychologischen Praxis. Heidelberg: Springer.

Schuster, Martin (2008). Rituale, Kunst und Kunsttherapie. Berlin: MWV Medizinische Wissenschaftliche Verlagsgesellschaft. Schrödinger, Erwin (2012). Das arithmetische Paradoxon – Die Einheit des Bewusstseins. In: Dürr, Hans-Peter (Hrsg.). Physik und Transzendenz. Die großen Physiker unserer Zeit über ihre Begegnung mit dem Wunderbaren. Tschechische Republik: Driediger.

Schwartz, Gary E., Beauregard Mario, Miller, Lisa (2016), Manifest für eine postmaterialistische Wissenschaft. TattvaViveka, Zeitschrift für Wissenschaft, Philosophie und spirituelle Kultur. Ausgabe 6, 2016, S. 74 ff.

Seel, Martin (2003). Ästhetik des Erscheinens. Berlin: Suhrkamp Verlag

Sheldrake, Rupert (2002). Das Gedächtnis der Natur: Das Geheimnis der Entstehung der Formen in der Natur. Bern, München, Wien: Scherz.

Sheldrake, Rupert (2010). Das schöpferische Universum. Die Theorie der morphogenetischen Felder und der morphischenResonanz. München: Nymphenberger.

Sheldrake, Rupert(2015). Der Wissenschaftswahn: Warum der Materialismus ausgedient hat. München: Droemer TB.

Shoham, Slomo (2010). Future Intelligence. Gütersloh: Bertelsmannstiftung

Sinapius, Peter (2011). Ich ist ein Anderer – Über die Ästhetik therapeutischer Beziehungen. Internationale Zeitschrift für Philosophie und Psychosomatik (IZPP), 1/2011.

Sinapius, Peter (2010). Ästhetik therapeutischer Beziehungen. Therapie als ästhetische Praxis. Aachen: Shaker Verlag.

Sinapius, Peter; Niemann, Anika Hrsg. (2011). Das Dritte in Kunst und Therapie. Hamburg: Peter Lang Verlag.

Steiniger, Thomas (2017), Neue Transzendenz in der Kunst. Evolve, Magazin für Bewusstsein und Kultur. 13, 2017, S. 76 ff.

Steiner, Rudolf (2012). Theosophie.Sauldorf: Rudolf Steiner Verlag.

Stux, Gabriel, Stiller, Niklas, Berman, Brian, Pomeranz, Bruce (2008).Akupunktur – Lehrbuch und Atlas. Hamburg: Springer.

Szymborska, Wisława(1997). Die Gedichte. Berlin: Suhrkamp.

Taleb, Nasim (2013).Antifraglilität: Anleitung für eine Welt, die wir nicht verstehen. München: Knaus.

Tenzer, Eva (2017). Warum macht der Mensch Kunst? Psychologie heute.2017. S. 34 ff.

Titze, Doris (2012). Potentiale der Kunst. In: Spreti, von, Flora; Martius, Phillip; Förstl, Hans (Hrsg.). Kunsttherapie bei psychischen Störungen. Urban & Fischer.

Trappmann, Birgit (2018). Von der Hochsensibilität zur Quantenphysik. TattvaViveka, Zeitschrift für Wissenschaft, Philosophie und spirituelle Kultur. Ausgabe 75, 2018, S. 16 ff.

Tucker, Mary Evelyn (2016). In Resonanz mit dem Kosmos. Die Quellen unserer Kreativität. Evolve, Magazin für Bewusstsein und Kultur. 09, 2016, S. 46 f.

Tworuschka, Udo (2008).Heilige Schriften: Eine Einführung. München: Verlag der Weltreligionen im Inselverlag.

Unger, Raymond (2013). Die Heldenreise des Künstlers: Kunst als Abenteuer der Selbstbegegnung. Berlin: Monsenstein&Vannerdat.

Van der Kolk, Bessel (2017). Verkörperter Schrecken. Traumaspuren in Gehirn, Geist und Körper und wie man sie heilen kann. Lichtenau: Probst Verlag.

Vasari, Giorgio (1568). Leben der ausgezeichnetsten Maler, Bildhauer und Baumeister, von Cimabue bis zum Jahre 1567. Übersetzt von Ludwig Schorn und Ernst Förster 1832-1849

Walach, Harald (2016). Aufklärung 2.0. Auf dem Weg zu einer Bewusstseinskultur. Evolve, Magazin für Bewusstsein und Kultur. 10, 2016, S. 54 ff.

Wallner, Sabrina (2016). Hypersensitiv. Das unbegrenzte Potenzial des menschlichen Geistes. Nördlingen: C.H. Beck.

Warneke, Hans-Jürgen (1993). Revolution der Unternehmenskultur: Das Fraktale Unternehmen. Berlin-Heidelberg: Springer-Verlag.

Warnke, Ulrich (2017). Bewusste Schöpfung. Das Geist-Seelen-Feld aus quantenphysikalischer Sicht. TattvaViveka, Zeitschrift für Wissenschaft, Philosophie und spirituelle Kultur. Ausgabe 70, 2017, S. 18 ff.

Warnke, Ulrich (2013). Quantenphilosophie und Interwelt: Der Zugang zur verborgenen Essenz des menschlichen Wesens. Berlin, München: Scorpio.

Warns, Eberhard (2006). „Ich will Freiheit beim Malen". Berlin: EBV-Verlag.

Werner, Karen (2010). Gedichte schreiben – aber wie? Donauwört: Auer.

Weichmann, Josef Annäherung an Gott (2015). Sein, 2015, Nr. 233, S. 9 ff.

Weiß Heinz, Rastan V., Müllges W., Wagner R.F.,Toyka K.V. (2002): Psychotic Symptoms and Emotional Distress in PatientswithGuillain-Barré Syndrome. EurNeurol 2002, 47: 74-78

Wilber, Ken (2001a). Integrale Psychologie. Geist, Bewusstsein, Psychologie, Therapie. Freiamt: Arbor.

Wilber, Ken (2001b). Ganzheitlich handeln: Eine integrale Vision für Wirtschaft, Politik, Wissenschaft und Spiritualität. Freimat: Arbor.

Wilber, Ken (2007). Integrale Spiritualität. Spirituelle Intelligenz rettet die Welt. München: Kösel.

Wilber, Ken (1996).Transpersonal art and literary theory.The Journal of Transpersonal. 28, 63-91.

Witt, K. (2008). Waking Up: Psychotherapy as Art, Spirituality, and Science.New York: Santa Barbara Graduate Institute Publishing, Universe Inc.

Wohlleben, Peter (2015). Das geheime Leben der Bäume. Was sie fühlen, wie sie kommunizieren – die Entdeckung eienr verborgenen Welt. München: Ludwig.
Ziegler, Jean (2015). Ändere die Welt! München Bertelsmann.

Ziemke, Axel (2016). Alle Schöpfung ist Werk der Natur. Die Wiedergeburt von Goethes Metamorphoseidee in der Evolutionären Entwicklungsbiologie. Frankfurt a.M.: Info3 Verlagsgesellschaft Brüll & Heisterkamp KG.

Zöller, Hans-Martin (2004). Die Baumzeichnung als Spiegel der leidenden Seele. Würzburg: Königshausen und Neumann.

Zumdick, Wolfgang (2002). Joseph Beuys als Denker. PAN/XXX/ttt, Sozialphilosophie – Kunsttheorie - Anthroposophie, Mayer, Stuttgart, Berlin.

Internet

Planck, Max.http://www.uni-kiel.de/grosse-forscher/index.php?nid=planck&lang=d [13.07.2015]

Badura, Jens Forschen mit Kunst. http://www.dramaturgische-gesellschaft.de/assets/Uploads/ContentElements/Attachments/Jens-Badura-Forschen-mit-Kunst.pdf [13.07.2015]

Darly, J. Bem (2011). Feeling the Future: Experimental Evidence for anomalous Retroactive Influences on Cognition and Affect.http://dbem.ws/FeelingFuture.pdf[19.01.2016]

Diening, Deike (2016). Yello-Gründer Dieter Meier in Berlin „Der letzte Provokateur", Tagesspiegel, 21.09.2016

Die Vier-Elemente-Lehre: https://de.wikipedia.org/wiki/Vier-Elemente-Lehre#cite_note-1, [31.08.2017]

Drösser, Christoph (2011). Gefühlte Zukunft. http://www.zeit.de/2011/01/Psi-Beweis [19.01.2016]

Dürr, Hans-Peter. Die Welt Online. Die Seele existiert auch nach dem Tod, 25.04.2008 http://www.welt.de/wissenschaft/article1938328/Die-Seele-existiert-auch-nach-dem-Tod.html [14.07.2015]

Duden Online. Holon. http://www.duden.de/rechtschreibung/holo_.html [20.07.2015]

Duden Online. Intuition. http://www.duden.de/rechtschreibung/Intuition_.html [14.07.2015]

Einstein, Albert. Zitate und Sprüche. http://zitate.net/albert%20einstein.html [31.07.2015]

Global Consciousness Project , http://noosphere.princeton.edu. html [02.08.2015]

Global Meditation, https://www.facebook.com/TheGlobalMeditation.html [02.08.2015]

Global Meditation for Fukushima, https://www.facebook.com/globalmeditationforfukushima [02.08.2015]

Global Meditation für Frieden in Syrien. https://www.youtube.com/watch?v=R34hJE1i7B4&feature=youtu.be, [26.01.2016]

Hein, Hans

(2000a). Die Zukunft des Gehirns http://www.forumsynergie.de/Artikel/Zukunft_Gehirn/zukunft_gehirn.htm l [13.07.2015]

(2003). Vortrag IAK-Kongress Energie und Psyche, 04.-07.09.2003, Funktioniert die Psyche anders … ?, Von der Energetik der Meme. http://www.forumsynergie.de/Artikel/Funktioniert_die_Psyche_anders/fun ktioniert_die_psyche_anders.html [19.08.2015]

(2000b). Synergetische Intelligenz und das Tetraedermodell. http://www.forumsynergie.de/Artikel/Intelligenz/intelligenz.html [13.07.2015]

Hollerbach, Lothar. http://www.hdg-hollerbach.de/holografische-medizin.html[13.07.2015]

Hübel, Thomas (2010). http://www.thomashuebl.com/de/aktivitaeten/healing-event.html [28.07.2015]

Integrales Forum.http://integralesleben.org/index.php?id=677.html [20.07.2015]

Kauschke, Michael (2016) Interview mit Guber, Stephan. http://www.evolve-magazin.de/blog/stephan-guber/ [29.04.2016]

Michaelis, Harald (1998). Die sieben Stufen zum Leben. Bilder der Wissenschaft online. http://www.wissenschaft.de/home/-/journal_content/56/12054/66447/ [16.08.2015]

Röhl, Klaus F. Die Macht der Symbole (2017). http://www.ruhr-uni-bochum.de/rsozlog/daten/pdf/Roehl%20%20Die%20Macht%20der%20Symbole%202010.pdf [02.09.2017]

Sänger, Johanna (2014). Gehirne im Gleichklang. Max-Planck-Gesellschaft. Foschungsquartett. http://www.mpg.de/7465239/Musizieren.html [13.07.2015]

Schink, Frank-Werner. Zur Methode der bildgeleiteten Begleitung. http://www.frank-werner-schink.de/bildgeleiteteberatung.pdf [19.01.2016]

Unger, Raymond. Remodernisten. http://www.remodernisten.de/remodernisten.html [28.07.2015]

Wilber, Ken. Human 101: The psychology of the future. http://integral-life-audio.s3.amazonaws.com/WilberThePsychologyOfTheFuture.pdf?AWSAccess-KeyId=AKIAJ6ZKKS7CG66ODVLQ&Expires=1450088156&Signature=2btbhcaBBKlXu KjuQZ7IobI2klI%3D [13.12.2015]

Andere Nachweise

Richtlinie Psychotherapie des Gemeinsamen Bundesauschusses über die Durchführung der Psychotherapie (Psychotherapie-Richtlinie) in der Fassung vom 19. Februar 2009 veröffentlicht im Bundesanzeiger Nr. 58 (S. 1399) vom 17. April 2009 in Kraft getreten am 18. April 2009 zuletzt geändert am 16. Oktober 2014 veröffentlicht im Bundesanzeiger (BAnzAT 02.01.2015 B2) in Kraft getreten am 3. Januar 2015

Aktuelle Meldungen: Das globale Bewusstseinsprojekt.TattvaViveka, Zeitschrift für Wissenschaft, Philosophie und spirituelle Kultur. Ausgabe 66, 2016, S. 6.

Zukunftsinstitut (2016) , Trendstudie, Slow Business, „Wie aus Achtsamkeit eine neue Wertschöpfung entsteht“

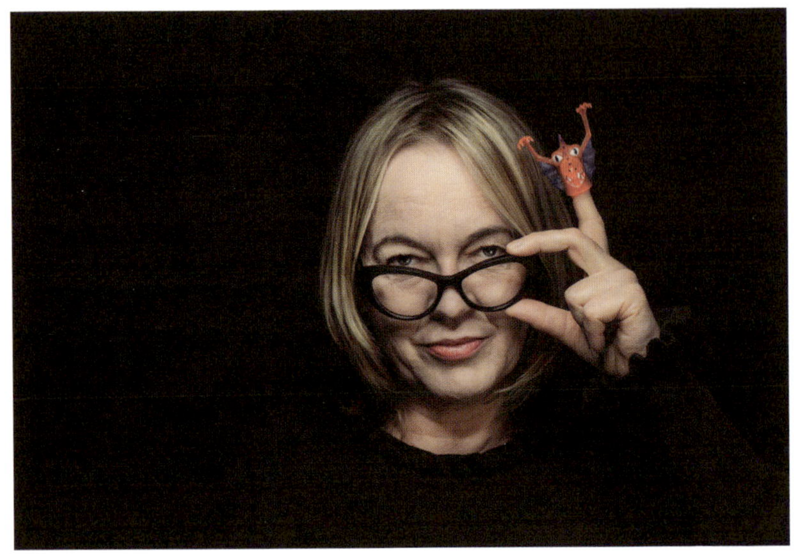

Foto von Daniel Blieffert

10. Ulrike Hinrichs

begleitet Menschen in Konflikten, Veränderungsprozessen und schwierigen Lebenssituationen. Sie ist intermediale Kunsttherapeutin (Master of Expressive Arts), Künstlerin, Mediatorin, systemischer Coach, NLP Master, Master of Business Administration, Volljuristin, Dozentin, Ausbilderin für Mediation und Autorin. In ihrer Heimat Hamburg-Harburg initiiert sie zahlreiche künstlerisch-kulturelle Integrationsprojekte mit Geflüchteten. Sie versteht und nutzt in ihrer unterstützenden Arbeit mit Menschen den künstlerischen Ausdruck als eine integrative und allverständliche Sprache der Intuition.

Weitere Infos **www.lösungskunst.com**